U0197160

立体定向手术联合放射外科治疗颅内肿瘤

Stereotactic Surgery Combined with
Radiosurgery for Intracranial Tumors

主　编　张剑宁　孙君昭

副主编　孙时斌　程　岗　刘晓民

北京大学医学出版社

LITI DINGXIANG SHOUSHU LIANHE FANGSHE WAIKE ZHILIAO LUNEI ZHONGLIU

图书在版编目（CIP）数据

立体定向手术联合放射外科治疗颅内肿瘤 / 张剑宁，
孙君昭主编. -- 北京 ： 北京大学医学出版社，2024. 9.
ISBN 978-7-5659-3206-9

Ⅰ．R739.41

中国国家版本馆CIP数据核字第20245P15G3号

立体定向手术联合放射外科治疗颅内肿瘤

主　　编：张剑宁　孙君昭
出版发行：北京大学医学出版社
地　　址：（100191）北京市海淀区学院路38号　北京大学医学部院内
电　　话：发行部 010-82802230；图书邮购 010-82802495
网　　址：http：//www.pumpress.com.cn
E－mail：booksale@bjmu.edu.cn
印　　刷：北京信彩瑞禾印刷厂
经　　销：新华书店
责任编辑：李　娜　　责任校对：靳新强　　责任印制：李　啸
开　　本：889 mm×1194 mm　1/16　　印张：8.75　　字数：270千字
版　　次：2024年9月第1版　2024年9月第1次印刷
书　　号：ISBN 978-7-5659-3206-9
定　　价：98.00元

编委会名单

主　编　张剑宁（解放军总医院第一医学中心神经外科医学部）

　　　　孙君昭（解放军总医院第一医学中心神经外科医学部）

副主编　孙时斌（首都医科大学附属北京天坛医院立体定向放射外科）

　　　　程　岗（解放军总医院第一医学中心神经外科医学部）

　　　　刘晓民（天津市环湖医院头颈神经肿瘤中心）

编　者（以姓名汉语拼音为序）

　　　　曹卫东（解放军总医院第一医学中心神经外科医学部）

　　　　常洪波（解放军总医院第一医学中心神经外科医学部）

　　　　崔志强（解放军总医院第一医学中心神经外科医学部）

　　　　党圆圆（解放军总医院第一医学中心神经外科医学部）

　　　　董　超（解放军总医院第一医学中心神经外科医学部）

　　　　方丹东（河南省三门峡市中心医院神经外科）

　　　　何占彪（内蒙古医科大学附属医院放射治疗科）

　　　　惠　瑞（解放军总医院第一医学中心神经外科医学部）

　　　　贾　博（解放军总医院第一医学中心神经外科医学部）

　　　　李海龙（解放军总医院第一医学中心神经外科医学部）

　　　　李　杰（解放军总医院第六医学中心神经外科）

　　　　李志超（解放军总医院第一医学中心神经外科医学部）

　　　　梁树峰（解放军总医院第一医学中心神经外科医学部）

　　　　凌至培（解放军总医院第一医学中心神经外科医学部）

　　　　刘爱军（解放军总医院第一医学中心神经外科医学部）

　　　　吕文英（解放军总医院第六医学中心神经外科）

　　　　马　雪（解放军总医院第六医学中心神经外科）

毛之奇（解放军总医院第一医学中心神经外科医学部）

潘　力（复旦大学附属华山医院神经外科）

潘隆盛（解放军总医院第一医学中心神经外科医学部）

曲志峰（解放军总医院第一医学中心神经外科医学部）

王宏伟（内蒙古医科大学附属医院放射治疗科）

王洪伟（解放军总医院第一医学中心神经外科医学部）

王　鹏（解放军总医院第一医学中心神经外科医学部）

王峥嵘（解放军总医院第六医学中心神经外科）

吴瀚峰（复旦大学附属华山医院神经外科）

伍　琳（解放军总医院第六医学中心神经外科）

于　新（解放军总医院第一医学中心神经外科医学部）

张　南（复旦大学附属华山医院神经外科）

赵虎林（解放军总医院第一医学中心神经外科医学部）

主编简介

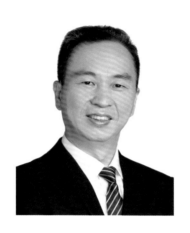

张剑宁　解放军总医院第一医学中心神经外科医学部主任，专业技术少将，主任医师、教授，博士研究生导师。享受国务院政府特殊津贴及军队优秀专业技术人才一类岗位津贴。担任中国医疗保健国际交流促进会神经损伤学分会主任委员、中国医师协会神经外科医师分会常务委员、中华医学会神经外科学分会委员、全军神经外科专业委员会副主任委员、全军战创伤学专业委员会常务委员、北京医学会神经外科学分会常务委员兼颅脑创伤学组组长。任《解放军医学杂志》《临床神经外科杂志》副主编，以及《中华神经外科杂志》、Neurosurgery（中文版）等 10 余种期刊编委。主持 863 计划项目课题、国家自然科学基金面上项目、军队后勤科研重大课题、军民融合重点项目、首都特色项目等研究课题 20 余项。获中华医学科技奖一等奖 1 项、军事科技进步奖一等奖 1 项、国家科技进步奖二等奖 2 项、军队科技进步奖二等奖 1 项、军队医疗成果奖二等奖 6 项、军队科技进步奖三等奖 2 项、陕西省科技进步奖三等奖 1 项及陕西省医药卫生科技成果奖一等奖 1 项等。以第一作者及通讯作者发表学术论文 300 余篇。2014 年获"王忠诚中国神经外科医师学术成就奖"，2020 年荣获全国第四届"白求恩式好医生"荣誉称号，2022年获第五届"人民名医·卓越建树"荣誉称号。擅长采用显微外科和神经导航等微侵袭手术治疗脑干肿瘤、颅颈区畸形、海绵窦内肿瘤、颅内动脉瘤、脑动静脉畸形、颅底肿瘤及脊髓内肿瘤等疑难复杂疾病。

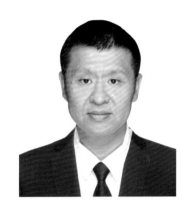

　　孙君昭　解放军总医院第一医学中心神经外科医学部派驻第六医学中心神经外科主任，第二军医大学神经外科学博士，副主任医师。担任中国医疗保健国际交流促进会神经损伤学分会副主任委员、世界华人神经外科协会放射神经外科专业委员会常务委员、中国医疗保健国际交流促进会颅底外科分会委员、北京抗癌协会神经肿瘤专业委员会青年委员、北京医学奖励基金会脑转移瘤专家委员会委员、北京医学会鉴定专家库成员。主持或参与科技部国家重点研发计划项目、863计划项目、国家自然科学基金面上项目、首都临床特色应用研究项目、海军后勤部科研计划课题、海军总医院创新培育基金等课题研究。担任《国际脑血管病杂志》《中华神经创伤外科电子杂志》《医学参考报神经肿瘤专刊》编委，担任 Brain Science Advances、《中华转移性肿瘤杂志》通讯编委，担任《中华肿瘤防治杂志》青年编委等。以第一作者发表SCI收录论文及中文核心期刊论文30余篇，主编、参编（译）专著10部。获得中华医学科技奖一等奖1项、军队医疗成果奖二等奖1项。授权发明专利1项、实用新型专利7项、软件著作权1项。擅长颅脑外伤、颅内肿瘤的治疗，脑出血的外科手术治疗，颅内病变立体定向活检、囊液抽吸、内放疗手术，头部伽玛刀治疗各种颅内病变，脑转移瘤的综合治疗等。

序　言

　　立体定向手术的诞生与发展经历了百余年的历史。这项技术于20世纪60年代引入我国。近年来，随着现代医学影像和计算机技术的飞速发展，辅助医疗外科技术得到了进一步拓展，立体定向手术作为微创外科技术的典范，其临床应用也已进入一个崭新的时代，呈现出多元交叉发展的态势，并有望在不久的将来有更多、更快的发展。

　　解放军总医院第一医学中心神经外科医学部派驻第六医学中心神经外科（原海军总医院神经外科）是我国较早开展立体定向技术临床应用的单位之一，已完成有框架和无框架立体定向颅脑手术近2万例，建立了一整套技术成熟、操作规范的立体定向手术流程，为精确定位的微创手术提供了坚实的临床基础。值得大家铭记的是，从1997年研发第一代立体定向机器人开始，20多年的时间里，经过几代人的不懈努力，目前已研发至第六代。1996年，该科将头部伽玛刀技术应用于临床，已累计治疗患者近18 000例，积累了丰富的临床数据与宝贵经验，尤其在立体定向活检联合放射外科、联合立体定向内放疗等特色治疗技术方面有较深的造诣，得到了业内专家和同仁的认可。

　　该书由解放军总医院第一医学中心神经外科医学部主任张剑宁教授、孙君昭教授组织目前从事立体定向专业的多位专家、教授及部分卓有成就的中青年学者共同编著，较为全面地介绍了立体定向技术及与立体定向放射外科技术的融合，展示了我国目前立体定向技术发展的新动态与成就。我在此表示祝贺！同时，我真诚地期望广大神经外科医师尤其是年轻医师，通过阅读与学习此书内容，充分理解和掌握这项微创技术，在立体定向技术临床应用方面取得更大的成绩。

潘力

复旦大学附属华山医院神经外科教授

世界华人神经外科协会放射神经外科专业委员会主任委员

2024年1月于上海

前　言

早在 1906 年和 1908 年，Victor Horsley 和 Robert Clarke 首次提出"立体定向"这个概念并付诸实践；1950 年，瑞典卡罗林斯卡学院神经外科教授 Lars Leksell 率先提出立体定向放射外科（stereotactic radiosurgery，SRS）的概念；1967 年 10 月，Leksell 教授以钴 -60 为放射源制造出世界上第一台伽玛刀（gamma knife）原型机；1993 年，我国引进第一台瑞典 Leksell 伽玛刀；1996 年 9 月，我国开始将国产旋转式伽玛刀推广应用于神经外科临床。截至目前，解放军总医院第一医学中心神经外科医学部派驻第六医学中心神经外科（原海军总医院神经外科）已完成无框架和有框架立体定向颅脑手术近 2 万例，建立了技术成熟、操作规范的一整套立体定向颅脑手术流程，为精确定位的微创手术提供了坚实的临床基础。

本书共 10 章，配有 100 余幅插图，是一部系统性及专业性很强的立体定向放射外科技术应用经验指南。全书汇集了编者们多年来在临床工作中积累的大量诊治病例经验及图片资料，从立体定向手术发展史和立体定向放射外科发展史、立体定向放射外科治疗技术、立体定向脑内病灶活检术、Ommaya 囊植入技术等方面，全面、细致地阐述了立体定向技术和放射外科在颅内肿瘤中的临床应用。另外，本书对立体定向机器人技术及其发展以及立体定向放射外科治疗进展方面也进行了详细介绍。

全书内容翔实、新颖，图文并茂，实用性强，适用于神经外科专业研究生、高年资临床医师、放射外科从业人员等阅读。本书的出版对立体定向技术联合放射外科与机器人的临床推广与应用，将会产生重要的指导作用。

本书是由多位神经外科及放射外科治疗中心的专家们分章节分工撰写，各位专家的写作风格不尽相同。为了保持各撰写者的独特风格与专长，在全书的统一性和章节的连续性上可能有些地方稍有重叠。我们本着合一而成全书、拆开章节即为一篇论著的原则，不做强行删改，尽量保留各章节作者的编写思路原貌。

因各章节作者均为临床一线工作人员，日常治疗工作繁忙，在全书的写作过程中，大家牺牲了业余休息时间，克服了许多困难。对于他们的敬业精神与严谨的治学态度，我深表感谢与敬意。同时，对给予本书大力支持的潘力教授、刘阿力教授、徐德生教授表示感谢。虽然我们尽力完善本书，几易其稿，但在全书内容的整体性和文章结构方面，可能仍存在一些纰漏；加之学识所限，也可能有些错误。衷心希望神经外科的同道们，特别是专业从事立体定向手术及颅脑立体定向放射外科治疗的读者朋友们，对本书的内容不吝指正，以便再版时及时更正。

张剑宁

中国医疗保健国际交流促进会神经损伤学分会主任委员

全军神经外科专业委员会副主任委员

解放军总医院第一医学中心神经外科医学部主任

2024 年 1 月于北京

目　录

第一章
立体定向技术发展史

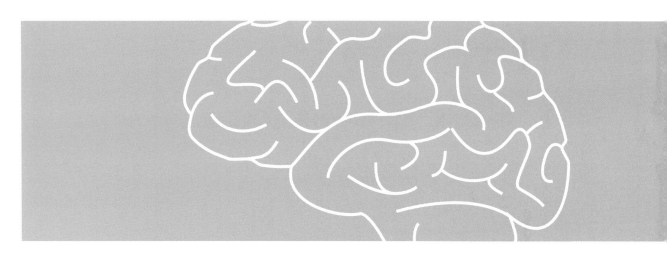

第一节　立体定向手术发展史

"立体定位"手术开始于1908年，Victor Horsley和Robert Clarke基于笛卡儿坐标系原理设计了世界上第一台立体定向坐标仪（图1-1）。笛卡儿坐标的原理是通过前后、横向和垂直三个坐标，在空间中定义一个点。Horsley和Clarke将这种技术称为"stereotaxic"，来源于希腊语的"stereos"（立体）和"taxus"（排列）。1973年，国际立体脑切开术研究学会（International Society for Research in Stereoencephalotomy）认为这一技术的目的是用探针或电极触及靶点结构，因此通过投票决定将学会的名称更名为世界立体定向和功能神经外科学会（World Society for Stereotactic and Functional Neurosurgery，WSSFN）。随着科技的发展，立体定向技术的内涵已经变得更加丰富。作为神经外科的一个分支，立体定向技术能利用影像定位和定向仪引导，将微电极、穿刺针等显微器械置入脑内特定靶点，通过记录电生理、留取组织标本、产生毁损灶、去除病灶、植入电极等方法，诊断和治疗多种中枢神经系统疾病。

1947年，Ernest A. Spiegel和Henry T. Wycis首次将他们设计的立体定向装置用于治疗人体疾病（图1-2），开创了立体定向技术用于临床的先河。自此以后，适用于人类的立体定向技术先后经历了有框架立体定向技术、无框架立体定向技术、神经外科导航技术等发展阶段。需要说明的是，立体定向技术是一个连续发展的过程，与计算机、影像技术等科技发展密不可分。因此，不同立体定向技术在发展阶段、技术应用方面并非截然分开，而是一个相互补充、融合的发展过程。

一、立体定向技术的早期发展

这是各类有框架立体定向仪器和技术快速发展的时期。该领域的一个关键技术是X线扫描技术的应用，使得人类能够通过X线成像技术识别颅脑中的关键解剖定位，并基于笛卡儿三维定位原理，计算出目标所在位置的定位关系。Spiegel和Wycis最初选择了前连合和松果体作为两个基本标志，并基于这些结构和靶点之间的测量结果绘制出立体定向图谱。在此基础上，经过不断摸索，大约10年后，多数立体定向神经外科医生将前、后连合作为定位标志。在这一时期，许多学者设计出各种各样的立体定位仪。在20世纪50年代，有报道的立体定向装置有40余种。1948年，瑞典人Lars Leksell设计了第一个以弧线为中心的立体定向设备。由于其目标总是位于圆弧中心，因此

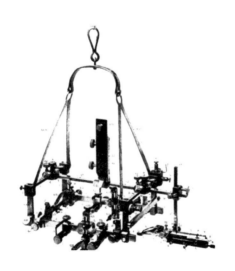

图1-1　最初的霍斯利-克拉克（Horsley-Clarke）定向仪

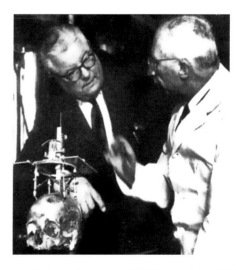

图1-2　Spiegel和Wycis研制的Model V定向仪

沿任意角度插入探头都会使探头接近目标。20 世纪 60 年代，Todd-Wells 立体定向仪在美国最流行，Leksell 和 Riechert-Mundinger 系统在欧洲最流行。目前，Leksell 定向仪的应用最广泛。

在立体定向手术诞生后的第一个 10 年里，世界范围内建立了许多立体定向手术中心，如瑞典的 Lars Leksell、法国的 Talairach 和 Guiot、德国的 Riechert 和 Mundinger 等都在本国建立了立体定向手术中心，使该领域迅速发展起来。在 20 年内，立体定向手术在世界范围内得到了应用。据估计，到 1965 年，全世界已经进行了超过 25 000 例立体定向治疗；到 1969 年，已有 37 000 例患者接受了立体定向治疗。治疗的疾病种类主要包括运动障碍、疼痛、癫痫和精神障碍。1966 年，第一届国际立体脑切开术研究学会（1973 年更名为世界立体定向和功能神经外科学会）大会在费城举行，这次会议上展示了超过 40 种立体定向装置。1970 年，第二次会议在大西洋城举行，会议的重点是立体定向手术的适应证问题。

二、影像引导技术的发展

影像引导技术的发展推动了立体定向技术的进步。1974 年，全身计算机断层扫描（computed tomography，CT）机设计成功。1977 年，Damadian 等人试制成功首台磁共振成像（magnetic resonance imaging，MRI）扫描机，能从形态、功能等多方面对神经系统疾病做出判断。1979 年，Brown 提出了定向仪与 CT 相匹配。不久，定向仪与 MRI、数字减影血管造影（digital subtraction angiography，DSA）、正电子发射断层成像（positron emission tomography，PET）结合相继被报道。PET、单光子发射计算机断层成像（single photon emission computed tomography，SPECT）、DSA、第三代 CT 和螺旋 CT、高磁场 MR（1.5～2.0T）相继出现，使影像质量大大提高。

无框架立体定向技术在 20 世纪 90 年代得到普及。此项技术由一个连接在手术台上的多关节机械臂组成。每个关节包含一个电位计，用于测量单个关节的角度，然后通过计算各个关节的信息就可以确定机械臂末端的位置。将患者的头部信息和机械臂末端的位置进行注册后，通过移动机械臂，即可实时显示靶点位置。Kelly 被许多人认为是"图像引导脑瘤切除术之父"。他在 1980—1983 年开发了立体定向视觉引导技术。视觉引导技术首先将 CT 或 MRI 的数据输入计算机工作站，计算机将目标（通常是一个肿瘤）的体积重建成一个可以与立体定向框架相匹配的三维立体图像。由于当时计算机的运算能力有限，单次手术就需要整个房间来管理数据，因此在当时而言，对这些数据的数字化处理的意义就显得引人注目。1986 年，Robert 介绍了无框架立体定向导航系统，当时采用的是超声波三角定位技术，但是超声定位的缺点是容易受到气流或手术室温度梯度的影响。Kelly 采用无框架电磁技术进行导航手术，最初使用的是 Regulus 导航仪，后来使用的是 Compass 系统，这一系统仅需要一台手提电脑就能满足神经导航的需求。临床目前使用的导航技术是通过一对俯视手术视野的摄像机，对一系列计算机可识别的基准点进行空间定位，这是由 Heilbrun 于 1992 年发明的，称为机器视觉。1994 年，Heilbrun 的团队又开发出多模态影像引导技术。同年，Smith 和 Bucholz 将此项技术用于临床，所用的系统被称为 Neuro-Station，后来发展为 Stealth Station，在美国广泛应用。欧洲最常用的是 BrainLab 系统。

从技术层面而言，神经导航系统大致可分为四代。初代神经导航系统由一个 6 关节铝制定位臂、影像扫描仪和一台 16 点微机工作站组成，属于一代关节臂导航仪；第二代为无线电（电磁）导航，优点是不需要框架和关节臂，使用简便，但易受各种金属设施干扰；第三代是光学导航仪，手术器械与导航系统之间以红外线来追踪；第四代导航仪是术中超声导航系统，为精确度很高的实时在线导航；最新一代为混合现实导航技术（图 1-3），其

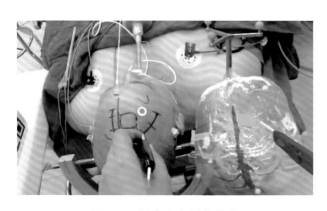

图 1-3 混合现实导航技术

通过导航技术与混合现实技术的结合，重建的 MR 图像与患者真实解剖结构叠加来显示病变位置，旋转各种角度可直接观察病变与周围血管、传导束、脑室的三维位置关系，避开功能区和重要的解剖结构，设计最佳的穿刺路径，为医师提供更精确和全息的手术引导，具有广阔的应用前景。

基于图像的立体定向手术为脑肿瘤和其他肿瘤的治疗开辟了新的途径，越来越多的神经外科医生投身立体定向领域。技术的发展极大拓展了立体定向技术的临床应用范畴。

三、立体定向技术在临床上的应用

（一）活组织检查

立体定向脑内病灶活检术是立体定向技术的重要应用领域之一，极大地提高了活检的精确性和安全性，为神经外科领域带来了革命性的进步。其主要分为两类：有框架立体定向技术和无框架立体定向技术。这两种技术都是通过精密的影像学设备（如 CT、MRI）来确定病变的位置，并结合计算机软件进行路径规划和导航，以实现活检的精确实施。立体定向脑内病灶活检术相比传统活检方法有许多优势。首先，它的定位精确度非常高，可以达到 1 mm 范围内，这意味着活检器械可以安全到达颅内任何部位。其次，该技术大大提高了活检的阳性率，减少了并发症的发生。对于颅内肿瘤，立体定向活检诊断的准确率可达 95% 以上；而对于一些特殊性质的病变如炎症、脱髓鞘疾病、获得性免疫缺陷综合征（AIDS）等，活检诊断的准确率也可达 85% 以上。未来随着技术的不断发展和完善，立体定向活检术将会更加普及，并且在提高诊断准确性、减少手术风险方面发挥更大的作用。

（二）顽固性疼痛

三叉神经痛是最早采用立体定向技术治疗的疼痛性疾病，治疗理念是通过立体定向的方式阻断疼痛传导通路。该项治疗技术的基本原理是在疼痛神经传导通路和调节疼痛感觉的神经结构上制造毁损灶，从而阻断痛觉神经的传导或干预疼痛觉神经中枢的调节系统，达到止痛的目的。1947 年，Spiegel 和 Wycis 通过破坏中脑靶点，完成了首例顽固性疼痛立体定向手术。随后在 1962 年，他们又广泛开展了立体定向脊髓丘脑束毁损术治疗疼痛，由此掀开了立体定向毁损术治疗疼痛的新篇章。

脊髓、延髓、脑桥、中脑、丘脑和大脑皮质的各个水平也都曾作为手术的部位，其中中脑和丘脑手术取得了比较有意义的治疗效果。1953 年，Spiegel 等最早应用立体定向中脑毁损术治疗难治性面痛。此后不断有学者尝试该术式，但受技术条件的限制，靶点定位精确性不够，术后容易出现肢体感觉运动障碍、动眼神经损害等严重并发症，死亡率高达 7.4%。因此，该术式一直未能得到广泛的应用。20 世纪 90 年代以后，神经影像学、立体定向技术和微电极技术不断进步，脑内靶点定位的精确度也有了极大提高，并发症显著减少，中脑毁损术重新受到重视，在各种顽固性疼痛的治疗研究中显示出了较好的应用前景。

扣带回在解剖上联系着纹状体、前丘脑、隔区、穹窿、海马、边缘系统和额叶皮质，功能上对控制各种行为、精神状态和情绪反应具有重要作用。早期的扣带回手术主要是用于治疗精神疾病的焦虑、忧郁、恐惧与强迫等症状。1962 年，Foltz 等开始应用扣带回前部毁损术治疗伴有抑郁的慢性疼痛，他发现其不仅能够显著改善患者的情感反应，而且可以明显减轻疼痛。慢性疼痛患者往往伴有情绪和精神状态的异常，而且疼痛与情绪的关系也非常密切，因此扣带回毁损后，焦虑、忧郁、恐惧与强迫等症状得到改善，疼痛也会有明显缓解。Wilkinson 等研究证实，双侧扣带回前部毁损切开对慢性非癌性疼痛有确切的止痛效果。

随着影像学技术、神经电生理学技术、计算机技术和立体定向技术的飞速发展，立体定向技术在当今神经外科领域发挥着越来越重要的作用。

（三）神经调控

第一个专门用于治疗疼痛的电刺激器出现在 20 世纪初，当时电疗仪被宣传为不仅可以缓解疼痛，还可以缓解无数的身体疾病。Spiegel 和 Wycis 自开展第一例立体定向手术开始，就使用电极进行术中定位。虽然使用了不同的频率，但是最初并没有区分高频和低频刺激，也没有详细记录对刺激的反应。Hassler 首次提出术中电刺激产生的效果可能具有长期效应。20 世纪 40 年代末，他在瑞士的鲁道夫·赫斯（Rudolph Hess）学院读研究生。在那里，长期植入电极的猫被常规地施以慢性刺激。他认识到，刺激可能会产生与在同一部位损伤相同的效果，但改变频率可能会产生相反的效果。但是当时整个立体定向学术界对高频和低频刺激的研究很少，也没有统一的定义，所以一些机构用明显不同的参数对患者进行测试。即便如此，在毁损之前进行电刺激已经成为常规操作。例如，Spiegel 和 Wycis 在 Forel 区进行毁损治疗帕金森病，在毁损前进行高强度的电刺激，直到出现单侧眼球偏斜，证明探针已经触及动眼神经纤维，然后将电极拔出 2 mm 进行毁损。

Tasker 对人类丘脑进行了深入的刺激研究，研究成果作为生理图谱于 1982 年发表。1954 年，Olds 和 Milner 观察到，大鼠会积极寻求对鼻中隔区域的刺激，研究结论显示这给大鼠带来了强烈的愉悦感。Heath 得出结论，刺激鼻中隔可以用来治疗疼痛，并尝试用这种方法缓解一名患者的癌痛。10 年后，当慢性刺激可用时，Gol 在鼻中隔区域植入了刺激器，并缓解了几名患者的癌痛。

与此同时，人们对疼痛感知的理解也取得了重大进展。1965 年，Melzack-Wall 门控理论的提出为持续疼痛的刺激治疗提供了基础。理论认为，痛觉涉及一个"门"，可以打开或关闭，让痛觉通过或阻止它。如果疼痛小纤维的活动预先减少，"门"就会打开。如果大的非疼痛本体感觉和触摸纤维占主导地位，疼痛"门"就会关闭，疼痛就会减少。1967 年，Wall 和 Sweet 通过刺激自己的眶下神经验证了门控理论。基于这一理论，1968 年，美敦力公司发明了脊髓刺激系统，早期的脊髓刺激器分为两部分。1971 年，脊髓刺激系统被植入 C2 水平刺激治疗痉挛性斜颈，其中一半的患者得到了明显缓解，这是首次使用植入性刺激器治疗运动障碍。1976 年，Cook 和 Dooley 发现为多发性硬化症患者植入脊髓刺激器后，其肌肉痉挛疼痛的症状有所改善。1973 年，Hosobuchi 在体感丘脑植入了一个与电极相连的刺激器，以治疗去神经痛，深部脑刺激（deep brain stimulation，DBS）疗法由此诞生。1977 年，Mundinger 报道了单侧丘脑 DBS 治疗 7 例颈椎肌张力障碍患者，间歇刺激 30～40 分钟，频率高达 150 赫兹，可使肌张力障碍改善长达 7 小时，最长随访记录为 9 个月。1991 年，Tsubokawa 报道了刺激运动皮质而不是感觉皮质来治疗中枢疼痛。1995 年，Migita 报道了利用颅外磁刺激运动皮质治疗疼痛。通常，切除手术用于癌症疼痛，而刺激手术则用于非癌症持续性疼痛。

（四）运动障碍

当左旋多巴在 1968 年被广泛用于治疗帕金森病时，立体定向手术明显减少。Laitinen 在 1992 年发表的一篇开创性报告再次唤起了人们对苍白球切开术治疗帕金森病的兴趣，同时也引起了人们对立体定向和功能性神经外科领域的关注。1992 年，他们报道了多年服用左旋多巴治疗帕金森病的患者副作用不断增加，疗效也明显下降，经立体定向手术治疗后，在僵直、运动迟缓和多巴诱发的运动障碍方面有显著改善。自此，立体定向苍白球切开术在治疗帕金森病中的应用再次受到重视。20世纪 90 年代早期和中期，苍白球内侧部（globus pallidus internus，GPi）被重新引入作为射频损伤的靶点。

Benabid 是使用 DBS 治疗运动障碍的领军人物，他的研究结果和 DBS 对不同靶点的影响使这一疗法得到推广。实验室研究结果显示，刺激丘脑下核可改善帕金森病的症状，该靶点已成为此类刺激的主要靶点。苍白球 DBS 于 20 世纪 90 年代中期被引入用于治疗颈椎肌张力障碍和广泛性肌张力障碍。

（五）精神外科手术

第一例立体定向手术治疗精神疾病采用的是丘脑背内侧切开术。对于焦虑和攻击性精神障碍可以联合丘脑背内侧核团 + 前核切开术。20 世纪 70 年代末和 80 年代，立体定向手术治疗精神外科疾病几乎停止。目前，其主要的适应证为强迫症和顽固性抑郁症。与运动障碍一样，DBS 似乎具有重要作用。

四、我国立体定向神经外科发展史

（一）古代

1995 年，我国山东省出土了一具成年男性头骨，年龄为 35～45 岁，颅骨有一个 25 mm 的圆形缺损，边缘光滑，周围有刮伤和骨再生的痕迹。经碳 14 测定，这具人类头骨标本可追溯到公元前 5000 年，属于大汶口文化时期（公元前 5000 年至公元前 3000 年）的古代居民（图 1-4）。其颅骨上的开口似乎是用类似环钻的工具凿出来的，这就证实在我国新石器时代可能就有了环锯术。在中国

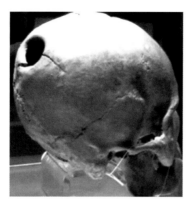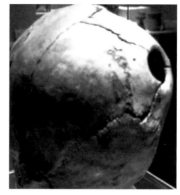

图 1-4 大汶口文化时期的人类头骨标本

的青海、黑龙江和河南的其他考古遗址也有类似的发现。在世界文明中，中国的独特之处在于其有着数千年来根深蒂固的本土医疗理念。传说中有一位传奇的医生郁复拥有通过手术暴露大脑的技能。还有记载三国时期的神医华佗提出通过"开颅手术"为曹操医治头痛，这比西方文明的类似尝试早了 1600 年。

（二）近现代

我国最早有记载的立体定向神经外科手术是 1932 年关颂韬完成的三叉神经痛手术。3 年后，张查理也报道了类似手术，他使用的方法是乙醇阻断。1949 年新中国成立后，我国的神经外科开始发展。1954 年 10 月，苏联基辅神经外科研究所的 A. E. Arutiunov 博士在北京举办了为期 6 个月的神经外科培训课程，参加培训班的有王忠诚、赵雅度和蒋大介等人。涂通今等人则被送往著名的莫斯科 Burdenko 神经外科研究所学习。这些专家后来成为新中国神经外科事业的奠基人。

1951 年，段国升在沈阳军区总医院创立了我国首个神经外科。1952 年，赵以成博士在天津市总医院成立了脑病科，并于 1953 年在天津举办了首届神经外科研究生培训班，参加此次培训班的学员成为我国现代神经外科的主力军。1953 年，史玉泉、朱祯卿在上海华山医院的前身——中国红十字会总医院设立了神经外科。1954 年，北京同仁医院神经外科成立，随后该科室搬迁至宣武医院，成为北京市神经外科研究所的前身。1956 年，涂通今在西安第四军医大学组建了神经外科，为我国的神经外科事业发展做出了巨大贡献，在 2011 年入选第一届"剑桥世界杰出华人榜"。1960 年，

赵以成组建了北京市神经外科研究所并担任所长。1982 年，北京市神经外科研究所迁入北京天坛医院，同年被世界卫生组织命名为世界卫生组织神经科学研究与培训中心，被原卫生部命名为全国神经外科培训基地，1997 年更名为中国医学科学院神经科学研究所。北京市神经外科研究所现已成为我国神经外科临床、科研和教学中心。上海是中国另一个神经外科中心的发源地。1959 年，上海华山医院制造了我国第一台立体定向仪，设计了第一台国产显微镜，首创小儿偏瘫半球切除手术，并于 1958 年开始举办神经外科研究生培训班。

在立体定向领域，王忠诚、许建平、王茂山、蒋大介是我国立体定向神经外科事业的开拓者代表。1959 年，王忠诚用特殊器械徒手穿刺治疗帕金森综合征，他通过眼眶入路向 2 例患者的苍白球注射 0.5 ml 1% 奴佛卡因和 0.2~0.5 ml 40% 碘二胺，效果满意，其研究成果发表在《中华神经精神科杂志》。王茂山于 1961 年在《中华外科杂志》发表文章，报道了用他设计的立体定向装置向苍白球注射乙醇治疗帕金森综合征。1964 年，蒋大介开发出立体定向仪穿刺丘脑腹侧核、正中中央核和苍白球，用于治疗帕金森病、扭转痉挛、舞蹈病等锥体外系疾病。1963 年，许建平医生用自己设计的小型直角坐标立体定向装置对帕金森病患者进行了立体定向手术。1979 年，吴声伶、易声禹研制"黄河"系列立体定向仪。1983 年，由许建平和汪业汉博士在安徽省立医院成立了国内第一家立体定向和功能神经外科研究所，此后该研究所每年举办一次全国立体定向与功能神经外科研讨会，培训了中国 80% 以上的功能神经外科医生。1986 年，中国立体定向与功能神经外科学会成立，《立体定

向和功能性神经外科杂志》创刊。当时，全国每年进行的功能性神经外科手术超过 5000 例，立体定向放射外科手术超过 8000 例。1997 年，中华医学会神经外科学分会成立立体定向和功能性神经外科专业组，汪业汉担任主任委员，谭启富、刘宗惠、胡威夷、常义、张剑宁为副主任委员。1998 年，北京功能神经外科研究所成立，设有运动障碍病中心、癫痫中心和疼痛中心，李勇杰担任所长。同期，北京天坛医院、上海瑞金医院、西安唐都医院、广州珠江医院等多家三甲医院的神经外科也陆续成立了功能神经外科专业组。目前，治疗范围由帕金森病扩展形成完整的功能神经外科学疾病谱，跟国际接轨。

在设备方面，我国的学者也发明了多种立体定向设备，其中最突出的是安徽省立医院许建平研制的 XZ-I-XZ-V 脑立体定向仪，其与 Guiot-Gillingham 框架相似，设计小巧简单，固定在头盖骨上，不需要复杂的辅助设备。然而，其只能在一个大脑半球的小范围内进行手术，而且精确度较低。第四军医大学（现为空军军医大学）于 1985 年设计的 FY85II 在原理上与 Todd-Wells 和 Leksell 框架非常相似（图 1-5）。患者头部固定在基环内。它基于弧形原理，具有更大的可操作范围，允许双半球手术，具有 2 mm 以内的更高精度。同期发明的其他立体定向设备包括南京的 DZY-A 和广州广东微创神经外科医疗中心的框架。1989 年，蒋

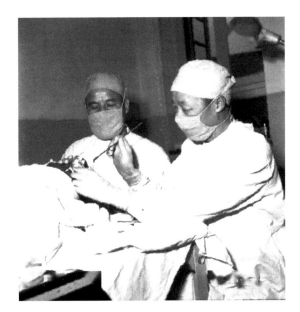

图 1-5 第四军医大学（现空军军医大学）西京医院研制的 FY85II 立体定向仪

大介和潘力设计了一种 CT 和 MRI 结合制导的立体定向仪器。

我国是国际上较早开展无框架立体定向手术的国家之一。田增民等于 1997 年应用国产 CASR-2 型机器人系统进行肿瘤活检等无框架立体定向手术。解放军总医院第六医学中心（原海军总医院）与北京航空航天大学联合开发的 CRAS（Computer and Robot Assisted Surgery）机器人系统已进入第六代。CRAS 机器人系统选用 P 切 VI A260、262 机器人作为系统辅助操作的执行机构。第一代为主动机器人，选择 PUMA260 为基础，与定位框架一起使用，于 1997 年 5 月首次应用于临床。第二代于 1999 年研制成功，实现了无框架立体定向手术。该系统主要由三部分组成：影像引导装置、三维定位软件和智能机械臂，分别完成测定靶点坐标、规划穿刺轨迹和平台导航操作等功能。第三代和第四代机器人系统是在无框架手术功能上分别增添了动力性和远程操作性。第三代机器人系统采用上悬圆盘式底座。固定其间的五关节机械臂可按术者在局域网发出的指令，主动沿预定轨迹运动，将穿刺针指向靶点。2003 年诞生的第四代机器人系统采用旁立拉杆式底座，机械臂主动操作的空间更广泛，手术定位更精确。第五和第六代机器人增加了视觉导航功能，且具有远程手术操作模块。目前，国内代表企业和产品包括柏惠维康公司的"睿米神经外科机器人"和华志微创公司的"脑立体定向手术系统"，其中华志微创公司的"CAS-R-2 型无框架脑立体定向手术系统"于 2017 年正式获批上市。2018—2020 年，柏惠维康公司和华科精准公司均先后有两款机器人获批上市。立体定向技术的发展明显拓宽了神经外科疾病的诊疗谱，使得多种功能性疾病的治疗更精准，效果更理想，不良反应更少。

在运动障碍性疾病的治疗方面，根据震颤、强直和上肢或下肢受累的不同情况，研究选择的靶点包括苍白球、腹外侧核、中位核、网状核和内囊。第四军医大学（现为空军军医大学）高国栋和张剑宁先后发表了大宗病例报道。1998 年，宣武医院北京功能神经外科研究所的李勇杰将人体微电极记录引入中国，并在 2001 年发表了一篇关于 1135 例运动障碍患者手术治疗的综述文章。1998 年 9 月，在王忠诚的领导下，北京天坛医院实施了中国首例帕金森病 DBS 手术。截至 2003 年，全

国共完成 DBS 手术 300 余例，开展此项工作的专家主要有北京的张建国、李勇杰，上海的孙伯民、刘康勇、胡小吾，安徽的凌志培，广州的张世忠，西安的高国栋等。

在癫痫外科方面，中国最早有文献报道的癫痫研究工作起始于 20 世纪 50 年代，段国升报道了借助皮质脑电对创伤后癫痫进行病灶切除术。1956 年，上海第一医学院（现为复旦大学上海医学院）史玉泉对 4 例 3 岁 5 个月至 9 岁的重度小儿偏瘫患者行全身麻醉下大脑半球切除术。北京宣武医院赵雅度也报告了他在 1959—1963 年期间应用术中皮质电记录和双极皮质直接电刺激治疗的 12 例大脑半球切除术和颞叶前叶切除术的经验。1963 年，南京军区总医院的刘承基和昆明医学院（现为昆明医科大学）第一附属医院的吴致勋也开始施行此类手术。20 世纪 70 年代，安徽省立医院的许建平、汪业汉等采用自制的立体定向设备推广了立体定向消融癫痫手术。在癫痫的治疗方面，南京军区总医院谭启富的贡献尤为显著，他提出了患者选择、术前评估、手术结果和评估方案的指导方针，并改进了颞叶切除术。1983 年，他进行了胼胝体切开术和拉斯马森的半球功能切除术，其研究结果发表在《立体定向和功能性神经外科杂志》上。2005 年，北京三博脑科医院的栾国明首创了低功率双极电凝治疗大脑皮质 III 层的癫痫灶，治疗舌状皮质或舌状皮质附近的致痫灶，效果良好。其他癫痫外科医生也越来越多地采用这种方法。北京天坛医院率先建立了全国第一个独立的癫痫外科科室。除北京和上海外，癫痫手术目前在南京、广州、哈尔滨、重庆、成都、合肥、武汉、山东、新疆和石家庄都有开展。全国癫痫外科学会成立于 1990 年，次年在曲阜举办了首届全国癫痫外科研讨会，此后每年或每两年举办 4 次。1992 年《中国癫痫外科学通讯》出版，由谭启富主编。2005 年 6 月中国抗癫痫协会成立。

在精神外科方面，20 世纪 80 年代，随着西方医学的发展，一些中国医院重新燃起了对它的兴趣。1988 年，吴声伶报道了用前扣带回切开术治疗 23 例精神分裂症患者。1988 年，在南京召开了第一届全国精神外科会议，共报告了 542 例精神疾病的神经外科治疗，为治疗包括慢性精神分裂症和癫痫在内的各种顽固性精神疾病，实施了前扣带回切开术和扁桃体 - 扁桃体切开术。会议期间，制定了全国精神外科临床指南，阐明了患者选择标准、知情同意、程序类型和围术期心理评估等问题。由于精神分裂症构成了手术病例的主要部分，但是立体定向手术治疗精神类疾病一直存在争议，因此到 20 世纪 90 年代后期，许多医院已经完全停止了精神外科手术。

在疼痛的治疗方面，许建平、王忠诚率先在国内首创经皮射频热凝治疗三叉神经痛。2004 年，山东大学齐鲁医院吴承远等人报道了 1860 例三叉神经痛的治疗经验。他们设计了一种用于三维 CT 定位卵圆孔和三叉神经的立体定向基础框架。96.3% 的患者经皮射频热凝治疗后反应良好，2 年复发率为 24.8%。X 线引导、3D CT 和神经导航增强了手术的安全性和准确性，克服了徒手手术的缺点。立体定向热凝术治疗中枢性疼痛的研究始于 20 世纪 90 年代初。

立体定向放射外科也是功能神经外科的一个重要组成部分。立体定向放射外科技术于 1993 年被首次引入中国。当时，Leksell 伽玛刀安装在山东淄博万杰肿瘤医院。随后，北京天坛医院、上海华山医院和原海军总医院（现为解放军总医院第六医学中心）相继成立相关科室。

（程　岗　张剑宁）

参考文献

[1] Lunsford LD. Modern Stereotactic Neurosurgery. Boston: Martinus Nijhoff, 1988.

[2] Spiegel EA, Wycis HT. Stereoencephalotomy, Part I. New York: Grune & Stratton, 1952.

[3] Leksell LA. A stereotaxic apparatus for intracerebral surgery. Acta Chir Scand, 1949, 99: 229-233.

[4] Gildenberg PL, Franklin P. Survey of CT-guided stereotactic surgery. Appl Neurophysiol, 1985, 48(1-6): 477-480.

[5] Bullard DE, Nashold Jr BS. Evolution of principles of stereotactic neurosurgery. Neurosurg Clin N Am, 1995, 6(1): 27-41.

[6] Schaltenbrand G, Walker AE. Stereotaxy of the human brain. Anatomical, physiological and clinical applications. Stuttgart/New York: Georg Thieme Verlag, 1982.

[7] Kelly PJ, Kall B, Goerss S, et al. Precision resection of intra-axial CNS lesions by CT-based stereotactic craniotomy and computer monitored CO2 laser. Acta Neurochir (Wien), 1983, 68(1-2): 1-9.

[8] Roberts DW, Strohbehn JW, Hatch JF, et al. A frameless stereotaxic integration of computerized tomographic imaging and the operating microscope. J Neurosurg, 1986, 65(4): 545-549.

[9] Rousu JS, Kohls PE, Kall B, et al. Computer-assisted image-guided surgery using the regulus navigator. Stud Health Technol Inform, 1998, 50: 103-109.

[10] Heilbrun MP, McDonald P, Wiker C, et al. Stereotactic localization and guidance using a machine vision technique. Stereotact Funct Neurosurg, 1992, 58: 94-98.

[11] Day R, Heilbrun MP, Koehler S, et al. Three-point transformation for integration of multiple coordinate systems: applications to tumor, functional, and fractionated radiosurgery stereotactic planning. Stereotact Funct Neurosurg, 1994, 63(1-4): 76-79.

[12] Smith KR, Frank KJ, Bucholz RD. The NeuroStation—a highly accurate, minimally invasive solution to frameless stereotactic neurosurgery. Comput Med Imaging Graph, 1994, 18(4): 247-256.

[13] 胡永生, 李勇杰, 石长青, 等. 脑立体定向止痛手术治疗中枢性疼痛. 中国疼痛医学杂志, 2005, 11(4): 197-200.

[14] Hassler R, Riechert T, Mundinger F, et al. Physiological observations in stereotaxic operations in extrapyramidal motor disturbances. Brain, 1960, 83: 337-350.

[15] Spiegel EA, Wycis HT, Szekely EG, et al. Stimulation of Forel's field during stereotaxic operations in the human brain. Electroencephalogr Clin Neurophysiol, 1964, 16: 537-548.

[16] Olds J, Milner P. Positive reinforcement produced by electrical stimulation of the septal area and other regions of the rat brain. J Comp Physiol Psychol, 1954, 47(6): 419-427.

[17] Gol A. Relief of pain by electrical stimulation of the septal area. J Neurol Sci, 1967, 5(1): 115-120.

[18] Melzack R, Wall PD. Pain mechanisms: a new theory. Science, 1965, 150(3699): 971-979.

[19] Wall PD, Sweet WH. Temporary abolition of pain in man. Science, 1967, 155(3758): 108-109.

[20] Gildenberg PL. Treatment of spasmodic torticollis with dorsal column stimulation. Appl Neurophysiol, 1978, 41(1-4): 113-121.

[21] Cook AW. Electrical stimulation in multiple sclerosis. Hosp Pract, 1976, 11(4): 51-58.

[22] Dooley DM. Spinal cord stimulation. AORN J, 1976, 23: 1209-1212.

[23] Hosobuchi Y, Adams JE, Rutkins B. Chronic thalamic stimulation for the control of facial anesthesia dolorosas. Arch Neurol, 1973, 29(3): 158-1561.

[24] Mundinger F. New stereotactic treatment of spasmodic torticollis with a brain stimulation system (author's transl). Med Klin, 1977, 72(46): 1982-1986.

[25] Tsubokawa T, Katayama Y, Yamamoto T, et al. Chronic motor cortex stimulation for the treatment of central pain. Acta Neurochir Suppl (Wien), 1991, 52: 137-139.

[26] Migita K, Uozumi T, Arita K, et al. Transcranial magnetic coil stimulation of motor cortex in patients with central pain. Neurosurgery, 1995, 36(5): 1037-1039.

[27] Laitinen LV, Bergenheim AT, Hariz MI. Leksell's posteroventral pallidotomy in the treatment of Parkinson's disease. J Neurosurg, 1992, 76(1): 53-61.

[28] Goetz CG, Diederich NJ. There is a renaissance of interest in pallidotomy for Parkinson's disease. Nat Med, 1996, 2: 510-514.

[29] Benabid AL, Pollak P, Gross C, et al. Acute and long-term effects of subthalamic nucleus stimulation in Parkinson's disease. Stereotact Funct Neurosurg, 1994, 62(1-4): 76-84.

[30] Brin MF, Comella CL, Jankovic J. Dystonia: etiology, clinical features and treatment. Philadelphia, PA: Lippincott Williams & Wilkins, 2004.

[31] Spiegel EA, Wycis HT, Marks M, et al. Stereotaxic apparatus for operations on the human brain. Science, 1947, 106(2754): 349-350.

[32] Spiegel EA, Wycis HT, Freed H, et al. The central mechanism of emotions. Am J Psychiatry, 1951, 108(6): 426-432.

[33] Xu JP. Stereotactic application in neurosurgery. Acta Anhui Medical College, 1963, 6: 228-231.

[34] 孙君昭, 田增民. 神经外科手术机器人研究进展. 中国微侵袭神经外科杂志, 2008, 13(5): 238-240.

[35] Jiang DJ. Stereotactic operation for extrapyramidal system disease: a preliminary report of 20 cases. Chin J Neurol Psychiatr, 1964, 8: 370-373.

[36] Zhang JN, Wu SL, Zhang X, et al. Brain stereotactic procedures for Parkinson's disease: 580 cases report. Mod Rehabil, 2000, 4: 1212-1213.

[37] Tan QF. Current status of epilepsy surgery in China. Chin J Stereotac Funct Neurosurg, 2005, 18(1): 60-62.

[38] Zhao YD, Yang ZL, Tan YL. Surgical treatment of epilepsy. Chin J Neurol Psychiat, 1965, 9(4): 325-329.

[39] Tan QF, et al. Long term results of functional hemispherectomy for intractable seizure. Chin J Stereotac Funct Neurosurg, 2000, 75: 90-95.

[40] Li YL, Luan GM. A new method to treat functional intractable epilepsy: Introduction of bipolar electrocoagulation technique. Chin J Stereotac Funct Neurosurg, 2002, 3: 265-268.

[41] Wu SL. Bilateral stereotactic anterior cingulotomy for schizophrenia: a report of 23 cases. Chin J Neurosurg, 1988, 4: 838-836.

[42] Wu CY, Meng FG, Wang HW, et al. Selective percutaneous radiofrequency thermocoagulation for treatment of trigeminal neuralgia: 1860 cases report. Chin Med J(Engl), 2004, 117(3): 467-470.

第二节　立体定向放射外科发展史

一、概述

立体定向放射外科（stereotactic radiosurgery, SRS）是指利用立体定向系统的精确定位将外部高能量电离辐射束（γ射线、X线或荷电粒子束）聚焦于某一局部靶区内，一般分1～5次大剂量集中照射靶区内组织，产生放射性坏死或引起所需要的生物学效应，达到类似外科手术的效果；而靶区外组织因放射剂量呈梯度锐减，免受损伤或呈轻微的可逆性损伤。目前，立体定向放射外科技术主要由伽玛刀放射外科（简称伽玛刀）、直线加速器放射外科（包括 X 刀、诺力刀及射波刀）和荷电粒子束放射外科（简称质子刀）组成。

立体定向放射外科与常规放疗的治疗原理不同。常规放疗利用肿瘤组织与正常组织之间不同的放射敏感性治疗肿瘤，而立体定向放射外科则是利用照射靶区内外辐射剂量的梯度差异来治疗肿瘤。立体定向放射外科是结合了立体定向技术、放射治疗技术、影像诊断与电子计算机技术的新型交叉学科。瑞典神经外科医生 Lars Leksell 于 1951 年最早提出立体定向放射外科的概念，开创了神经外科一个崭新的分支。而令他想不到的是，这一概念的创立在半个世纪后也深深影响了肿瘤放疗学的发展。

二、Leksell 伽玛刀

Leksell 教授并不是第一位将立体定向技术应用于颅脑疾病治疗的医生。早在 1906 年和 1908 年，Victor Horsley 和 Robert Clarke 第一次提出"立体定向"这个概念并付诸实践，他们自行设计立体定向仪并应用笛卡尔坐标系以三维评估脑深部核团功能，开创了立体定向技术应用的历史先河。1947 年，Ernest A. Spiegel 和 Henry T. Wycis 模仿 Horsley 和 Clarke 的工作并进行改进，开展癫痫方面的探索。1949 年，Leksell 将笛卡尔坐标系中的原点"0,0,0"改为"100,100,100"，以消除负数坐标带来的干扰，为立体定向技术的发展做出了突出贡献。1951 年，Leksell 在《斯堪的纳维亚外科杂志》发表了一篇革命性的论文 *The stereotaxic method and radiosurgery of the brain*，描述了一种利用立体定向技术对颅内某靶区实施精准照射的治疗方式，并命名为"stereotactic radiosurgery"。有趣的是，起初该篇文章曾被某杂志编辑以未听说过该名词为由拒绝，Leksell 在其评论下面以铅笔回应："这个世界上还没有人知道 radiosurgery 这个词。"Leksell 在 1949 年发明的第一代立体定向装置上安装了 X 线管球，围绕患者的头部做弧形旋转，并将射线的中心聚焦于三叉神经半月节上以治疗三叉神经痛。

之后的 10 余年时间里，Leksell 与他的助手物理学家 Börje Larsson 在放射源的选择和实现方式上进行了不断尝试。在立体定位引导下，X 线可以从各种角度聚焦照射颅内靶点来治疗脑功能性疾病并获得成功，但当时的 X 线能量较小，穿透力也有限，无法完全达到立体定向放射外科的要求。他们在瑞典乌普萨拉大学使用 185 Mev 的回旋加速器进行质子治疗的动物实验，终因操作复杂、设备庞大且价格昂贵，无法用于日常的临床工作而放弃。

1967 年 10 月，Leksell 教授以钴 -60 为放射源制造出世界上第一台伽玛刀（gamma knife）原型机，安装在 Studsvik 核电站并治疗了第一例患者，该患者患有颅咽管瘤而非功能性疾病。1968 年 1 月，该原型机被迁至索菲亚赫美大学附属医院，并治疗了第二例患者，他是一名垂体瘤患者。Leksell 及其同事研制的世界上第一台伽玛刀原型机由呈半球形排列的 179 个钴 -60 源和两个准直器组成，亦被称为第一代伽玛刀，其目的是在不开颅的情况下经一次性高剂量照射能在脑内白质传导束或脑内核团制造盘状毁损灶，其初衷是用于治疗慢性疼痛或帕金森病等功能性疾病，但 Leksell 很快意识到颅内良性肿瘤如垂体瘤、颅咽管瘤、听神经瘤等均可作为治疗研究的对象，并开始了这方面的临床治疗研究。当时由于脑转移瘤患者的生存期很短，未被纳入考虑。1970 年，Ladislau Steiner 将伽玛刀应用于脑动静脉畸形的治疗，并使用二维的立体定向血管造影进行定位。

1974 年，第二台伽玛刀（即第二代伽玛刀）被设计制造出来并安装在 Karolinska 医院。它是由 201 个钴 -60 放射源和 3 个不同直径准直器组成，可产生一个近似球形的照射野，并开始使用计算机辅助剂量计划系统，用于治疗高度选择的脑动静脉畸形（arteriovenous malformation，AVM）、听神经瘤、垂体瘤和颅咽管瘤。

1984 年，瑞典医科达（ELEKTA）公司设计制造出第三代伽玛刀（图 1-6），它分为 U 型和 B 型两种，仍使用 201 个钴 -60 放射源，有 4 个口径的准直器（4 mm、8 mm、14 mm 和 18 mm），可采用 CT、MRI 扫描或 DSA 进行影像定位，使用半手工和半计算机化的 Kula 剂量计划系统进行剂量设计。第三台和第四台伽玛刀在 20 世纪 80 年代初被分别安装在阿根廷的布宜诺斯艾利斯和英格兰的谢菲尔德。

1987 年，L. Dade Lunsford 教授在美国匹兹堡医学中心安装了第五台伽玛刀，美国原子能委员会及美国食品药品监督管理局（FDA）等机构曾对

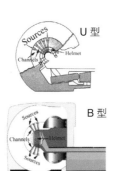
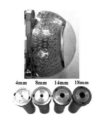
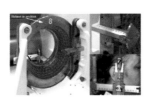
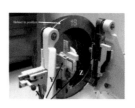

图 1-6 第三代 Leksell 伽玛刀（U 型及 B 型）的内部构造图和准直器

其进行了历时数年的审查，它是正式获准进入北美的第一台伽玛刀。匹兹堡医学中心在之后的 30 年里，在 Lunsford 教授的带领下治疗了约 15 000 名患者，发表了 500 多篇放射外科治疗脑部疾病的研究论文，拓宽了伽玛刀放射外科治疗的适应证并领导制定了相关的治疗指南，打消了大部分神经外科同道对这一新兴技术的疑虑，培训了超过 2500 名来自世界各地的伽玛刀放射外科从业者，成为世界上最著名的伽玛刀培训中心和研究中心。Ladislau Steiner 教授从斯德哥尔摩转到弗吉尼亚医学中心安装了第六台伽玛刀，积极开展伽玛刀治疗脑动静脉畸形的临床研究。

1999 年，医科达公司对 B 型伽玛刀进行智能化改进，在原 B 型伽玛刀准直器头盔上安装计算机控制的三维坐标自动摆位系统（automatic posioning system，APS），APS 拆卸后仍可进行人工调整照射靶点坐标，将大部分人工调整靶点坐标工作交给智能化计算机完成，推出了智能化 C 型伽玛刀（即第四代伽玛刀）。在 C 型伽玛刀的使

用过程中，医科达公司对 APS 系统进行不断完善，计算机剂量计划软件进一步升级，一部分中心安装了 4C 伽玛刀（即第五代伽玛刀）。

2006 年，医科达公司推出了具有革命性创新意义的第六代伽玛刀——Leksell Gamma Knife® Perfexion™（图 1-7），使用 192 个钴 -60 放射源，准直器系统由原来的半球形改良为圆锥体形状，空间增大近 3 倍，可以将头部及颈部置于准直器内，治疗范围从脑部扩大到颅底、颅外的头颈部、颈椎、颈部脊髓和鼻咽部，并且其治疗床在计算机的控制下也可进行上、下、左、右移动以及前进和后退，准直器全部安装在伽玛刀的内部，从而无须人工更换准直器头盔，具有高度的准确性、安全性和全自动化智能化治疗流程。

2015 年，医科达公司推出最新一代 Leksell Gamma Knife® Icon™，是伽玛刀技术又一次里程碑式的提升，是在革命性的 Leksell Gamma Knife® Perfexion™ 设备上增加锥形束计算机断层扫描（cone beam CT，CBCT）校准并对软硬件进一步升

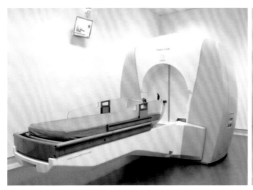
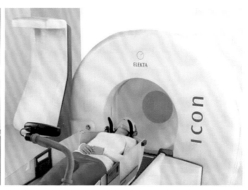

图 1-7 具有革命性创新技术的第六代 Leksell Gamma Knife® Perfexion™ 及最新一代 Leksell Gamma Knife® Icon™

级，从而在保留传统的有框架定位基础上同时实现无框架定位，有无框架定位的定位精度均达 0.15 mm，在进行经典的单次大剂量放射外科治疗的基础上增加了分次放射外科治疗功能（图 1-7）。在 Leksell 伽玛刀硬件设备不断发展的同时，其软件治疗计划系统也不断地演变进步，20 世纪 90 年代前一直使用的是 KULA 系统，大量的工作需手工测算完成；20 世纪 90 年代之后，随着 CT、MRI 及 DSA 现代影像技术的出现和飞速发展，以及计算机技术的日新月异和深度介入，借助计算机技术融合现代影像的、可以高速运算的、不断进步的 GAMMA PLAN 治疗计划系统替代了原始的 KULA 系统。

1993 年，上海华山医院、山东淄博万杰肿瘤医院、原解放军第 150 医院和广州医科大学附属第二医院先后引入了 Leksell 伽玛刀。1994 年年底，北京天坛医院的 Leksell 伽玛刀投入使用。1995 年，华中科技大学同济医学院附属协和医院、中南大学湘雅医院、天津医科大学附属第二医院等也安装了 Leksell 伽玛刀。伽玛刀放射外科开始在国内逐渐兴起，尤其是上海华山医院和北京天坛医院两家伽玛刀中心植根于国内顶尖的神经外科中心，对国内伽玛刀放射外科的发展起到了关键的指导和示范作用。

三、国产伽玛刀

1993 年，Leksell 伽玛刀被引入国内后，我国深圳奥沃公司在此基础上于 1994 年研制成功具有自主知识产权的国产头部伽玛刀。第一台原型机诞生于北京天坛医院并进行动物实验和临床试验，1996 年获得国家医药管理局注册认证，并于同年 9 月在原海军总医院（现为解放军总医院第六医学中心）澳海头部伽玛刀治疗中心率先使用，并在全国推广。

国产伽玛刀对放射线的聚焦方式和源体准直体等主要结构做出了重大技术改进，在放射源总活度基本不变的情况下，将放射源数目大大减少为 30 颗钴源，采用旋转聚焦的方法，装在源体上的钴-60 放射源绕靶点中心做锥面旋转聚焦运动，形成了中国特色的头部旋转式伽玛刀。旋转式伽玛刀大大减少了放射源的数目，简化了结构，节省了装/换源时间和费用。中国成为继瑞典之后第二个可以生产头部伽玛刀的国家。

深圳奥沃公司和玛西普公司分别在 1996 年和 1998 年推出了 OUR-XGD 型旋转式伽玛刀（图 1-8）和 MASEP-SRRS™ 型旋转式伽玛刀。我国自行研制的头部旋转式伽玛刀经过了多次专家论证，严格的性能测试，动物实验，急、慢性生物学效应实验，经批准应用于临床并先后获得了中国国家药品监督管理局（NMPA）批准和美国 FDA 批准。在其后的几年间，多家公司也推出了各自的头部旋转式伽玛刀产品。至 2006 年 6 月底，全国已安装近 60 台国产头部旋转式伽玛刀。2009 年，玛西普公司推出了新一代的头部伽玛刀玛西普 Infini™/SRRS+ 型（图 1-9），与医科达公司 Leksell Gamma Knife® Perfexion™ 一样具有更大的可治疗空间、三维全自动摆位系统和自动更换准直器系统、无框架影像的导入和术前预计划等高度智能化、高度自动化治疗功能。其作为国产医疗设备的代表走

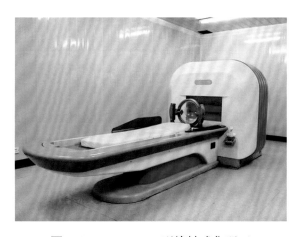

图 1-8 OUR-XGD 型旋转式伽玛刀

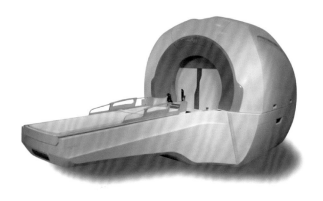

图 1-9 玛西普 Infini™/SRRS+ 型伽玛刀

出了国门，在越南、土耳其、萨尔瓦多、摩洛哥、美国等国家投入临床使用。

四、基于直线加速器的放射外科

在伽玛刀放射外科逐渐蓬勃兴起的时候，基于直线加速器的放射外科也在沿着自己的轨迹发展。1895 年，德国科学家伦琴发现了 X 线。1896 年，X 线治疗了第一例乳腺癌晚期患者。同年，居里夫妇发现了镭。1913 年研制成功 X 线管，可控制射线的质和量。直线加速器的雏形概念最早是由英国科学家 G. Ising 在 1924 年提出。到了 1928 年，直线加速器的概念正式被德国科学家 Rolf Wideroe 提出，他制作完成了世界上第一台直线加速器。1951 年，钴 -60 远距离治疗机和加速器研制成功，开创了高能 X 线治疗深部恶性肿瘤的先河。1953 年，第一台行波电子直线加速器在英国使用。1957 年，美国安装了第一台直线加速器，放射治疗学作为独立的学科正式走上历史舞台。1974 年，直线加速器在美国及世界各地已得到广泛应用。1983 年，阿根廷神经外科医生 Osvaldo Betti 和工程师 Derechlinsky 等人报道了在巴黎及布宜诺斯艾利斯开始将脑立体定向手段与直线加速器结合，对颅内靶区进行集中照射，开创了等中心直线加速器（lineac）放射外科即 X 刀的技术探索。1984 年，意大利 Colombo 也同时提出了 X 刀的理论及方法，按射线在颅内靶点汇聚的路径不同，分单一共面旋转聚焦、多个非共面弧聚焦、动态旋转聚焦等理论。1987 年，Winston 和 Lutz 创立了直线加速器等中心照射的模体、测定方法与标准并实现多个小野照射，正式命名为 X 刀。1992 年，美国波士顿建立第一个 X 刀治疗中心。1994 年，X 刀进入我国，在中国人民解放军总医院落户。之后，北京医院、中国医科院肿瘤医院等也先后引入 X 刀。20 世纪 90 年代之后，同样得益于 CT、MRI 等现代影像技术的发展以及计算机技术的应用，基于直线加速器的放射外科治疗软件也不断进步；设备硬件方面，Varian 公司和 BrainLab 公司合作推出微型多叶光栅准直器，使得复杂的特殊位置的肿瘤也可以得到治疗。

1985 年，美国斯坦福大学的 John Adler 医生在瑞典卡罗林斯卡医学院接受神经外科培训，他目睹了 Leksell 教授团队研制伽玛刀并投入临床使用的革命性过程，大大激发了 John Adler 医生研发可应用于全身的放射外科治疗设备的强烈兴趣。Adler 医生从那时起就致力于开发一种无框架立体定位系统以实现分次治疗颅内大体积的或多发的占位，用于代替伽玛刀定位的有创头架和头钉。1988 年，他与美国斯坦福大学的物理学家和工程师合作，将他的影像引导的无框架立体定向放射外科从概念付诸实施。首先，Adler 医生将 X 线的实时影像与定位 CT 影像之间建立关系，解决了靶区定位问题；然后将小型直线加速器安装在机器人机械臂上，通过计算机技术实现了机器人机械臂让直线加速器指向任意方向，从而实现了 X 线从多个方位、多角度向靶点聚焦照射，达到类似伽玛刀的聚焦照射；最后通过计算机技术实现放射剂量的计算和优化。1992 年，Adler 研制出影像引导的无框架放射外科设备，定名为 CyberKnife radiosurgery（注册为 CyberKnife® system），即之后普遍使用的射波刀（图 1-10）。1994 年 6 月，射波刀（CyberKnife）治疗了第一例脑转移瘤患者，从此正式投入临床使用。1999 年，美国 FDA 正式批准射波刀治疗系统（Image-guided CyberKnife Radiosurgery / Radiotherapy System）用于治疗脑部和头颈部疾病。2001 年，美国 FDA 批准射波刀用于治疗全身肿瘤。同步呼吸追踪系统（Synchrony® Respiratory Tracking System）（2004 年）、脊柱追踪系统（Xsight™ Spine Tracking System）（2005 年）及之后的肺追踪系统（Xsight™ Lung Tracking System）相继被研发出来，并应用于射波刀治疗系统。2006 年 9 月，第四代射波刀被推出，拥有机器人控制床、机器人准直器转换系统和 Multiplan 治疗计划系统。第六代 M6 型射波刀于 2015 年在美国上市并应用于临床，推出超微动态多叶光栅技术，剂量率也提升到 1000 MU/min。2015 年初，Adler 医生团队于美国斯坦福大学又研发了 Zap-X 系统。2018 年 2 月，世界第一台 Zap-X 系统安装在美国巴洛神经外科研究所，该系统使用具有 1500 MU/min 高剂量率的 3MeV 低能 X 线，实时配准和实时剂量监测，可实现三维、小视野、多弧非共面聚焦、集束和单次大剂量照射。

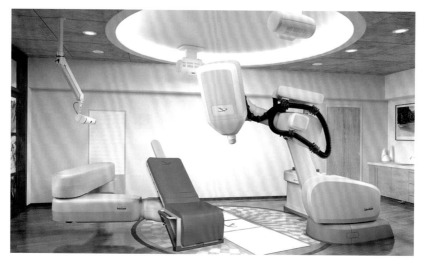

图 1-10　Adler 医生研发的影像引导的无框架立体定向放射外科治疗系统——射波刀

五、质子放射外科

由于质子在放射物理剂量分布上优于 X 线和伽玛射线，故人们对于质子治疗的探索始终没有停歇。质子放射外科的出现和发展离不开粒子物理学和加速器的不断进步。自 18 世纪 60 年代第一次工业革命以后，人们探索微观世界不断深入，研究手段不断丰富。为了得到高速和高能量的粒子，静电加速器、直线加速器、回旋加速器、电子感应加速器、同步回旋加速器、对撞机等相继被研发出来并应用于各领域。

早期的加速器只能使带电粒子在高压电场中加速一次，粒子所能达到的能量受到高压技术的限制。1904 年，Bragg 首先指出，荷电粒子束因其特殊的物理特性，可在组织深部形成一个高剂量区，用于深部肿瘤的治疗。1930 年，美国物理学家、诺贝尔奖获得者 Earnest Lawrence 教授提出了回旋加速器的理论，设想用磁场使带电粒子沿圆弧形轨道旋转，多次反复地通过高频加速电场，直至达到高能量。1931 年，Lawrence 教授和他的学生 Livingston 一起研制出世界上第一台回旋加速器，之后建造了一台 25 cm 直径的较大回旋加速器，其被加速粒子的能量可达到 1 MeV。1946 年，Wilson 提出高能质子用于治疗肿瘤。1954 年，Lawrence Berkeley 实验室进行了首例质子束治疗头部疾病的重粒子放射外科治疗，利用同步回旋加速器产生的 184 MeV 氦离子线照射垂体，抑制垂体激素分泌，以减轻乳腺癌转移所致的疼痛。1962 年，美国波士顿哈佛加速器实验室的 Kjelberg 开始采用质子线定向 Bragg 电离吸收峰治疗脑动静脉畸形。1979 年，Kjelberg 使用回旋加速器产生质子束，采用立体定向放射外科技术治疗疾病，即质子束立体定向放射神经外科技术。1985 年，世界放射治疗界成立了质子治疗合作组（Particle Therapy Co-Operative Group，PTCOG），研究世界范围内粒子放疗相关的资料。1990 年，美国 Loma Linda 大学医学中心建立了世界上第一台专为临床治疗用的质子加速器，用于治疗视网膜恶性黑色素瘤、颅底及颈椎肉瘤、生长较慢的颅内病灶等。PTCOG 统计显示截止到 2021 年 9 月，全世界正在运营中的质子治疗中心共有 99 家，其中中国有 4 家，分别是山东淄博万杰肿瘤医院、上海市质子重离子医院、台湾林口长庚纪念医院和高雄长庚纪念医院。

六、总结与展望

筚路蓝缕，玉汝于成。从 1951 年至今，立体定向放射外科作为一个相对年轻的多学科和交叉学科历经风雨坎坷，逐渐成熟和发展壮大。仅仅以 Leksell 伽玛刀为例，到 2021 年底，全球已累计治疗超过 150 万例患者。从几个医生的看似痴人说梦般的设想和呕心沥血的设计，到不被主流学科医生的认可和支持，直至今天放射外科概念的普及深入以及放射外科设备的革命性创新，这一新兴学科已被神经外科和肿瘤科医生广泛接受并作为标准手段应用于临床。

现代立体定向放射神经外科的突出特点就是可实现对颅内单个或多个病灶的实时、精准、微创和高度人工智能化的单次或分次治疗。对于该学科未来的发展趋势，笔者认为，一方面会继续借助现代影像技术、计算机技术和人工智能的日新月异，形成以精细解剖成像、生物信息成像为基础的显微放射外科；另一方面会借助现代分子病理学、生物信息成像和人工智能的飞速发展，形成以基因组学和影像组学为基础的精准放射外科。

（孙时斌　潘隆盛）

参考文献

[1] Jason P, Sheehan L, Lunsford D. Intracranial Stereotactic Radiosurgery. 3rd edition. Florida: CRC Press, 2021.

[2] Knisely Jonathan PS, Apuzzo Michael LJ. Historical aspects of stereotactic radiosurgery: concepts, people, and devices.World Neurosury, 2019, 130: 593-607.

[3] Gildenberg PL, Tasker RR. Stereotactic and Functional Neurosurgery. New York: McGraw Hill, 1996.

[4] Leksell L. The Stereotaxic method and radiosurgery of the brain. Acta Chir Scand, 1951, 102(4): 316-319.

[5] Wilson RR. Radiological use of fast protons. Radiology, 1946, 47(5): 487-491.

[6] Horsley V, Clarke RH. The structure and functions of the cerebellum investigated by a new method. Brain, 1908, 31: 45-124.

[7] Betti O, Derechinsky V. Irradiations stéréotaxiques multifaisceaux [multibeam stereotactic irradiation]. Neurochirurgie, 1983, 29: 295-298.

[8] Colombo F, Benedetti A, Pozza F, et al. External stereotactic irradiation by linear accelerator.Neurosurgery, 1985, 16(2): 154-160.

[9] Barcia Salorio JL, Roldan P, Hernandez G, et al. Radiosurgical treatment of epilepsy. Appl Neurophysiol, 1985, 48(1): 400-403.

[10] Betti OO, Munari C, Rosler R. Stereotactic radiosurgery with the linear accelerator: treatment of arteriovenous malformations. Neurosurgery, 1989, 24(3): 311-321.

[11] Lozano AM, Gildenberg PL, Tasker RR. Textbook of Stereotactic and Functional Neurosurgery. 2nd ed. New York, NY: Springer, 2009.

[12] Podgorsak EB, Olivier A, Pla M, et al. Physical aspects of dynamic stereotactic radiosurgery. Appl Neurophysiol, 1987, 50: 263-268.

[13] Podgorsak EB, Olivier A, Pla M, et al. Dynamic stereotactic radiosurgery. Int J Radiat Oncol Biol Phys, 1988, 14: 115-126.

[14] Olivier A, Peters T, Bertrand G. Stereotaxic systems and apparatus for use with magnetic resonance imaging, computerized tomography, and digital subtraction angiography. Appl Neurophysiol, 1985, 48: 94-96.

[15] Adler JR. Accuray, incorporated: a neurosurgical business case study. Cureus, 2005, 52: 87-96..

[16] Adler JR, Schweikard A, Achkire Y, et al. Treatment planning for self-shielded radiosurgery. Cureus, 2017, 9(9): e1663.

第二章
立体定向放射外科治疗技术

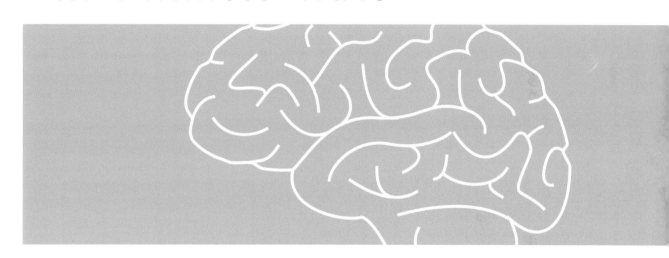

第一节　立体定向放射外科主要设备

立体定向放射外科（stereotactic radiosurgery，SRS）是指利用三维坐标系统，以无创的方式将影像引导的大剂量放射线聚焦照射到颅内目标上而进行治疗，病灶周围正常组织受照射的剂量很小。因其亚毫米级的高精确度，SRS 可以作为某些颅内肿瘤的手术替代方案。

SRS 的概念最早由瑞典著名的神经外科医生 Lars Leksell 博士于 20 世纪 50 年代提出。他曾于1951 年率先使用正电压 X 线管辐射治疗三叉神经痛，后利用回旋加速器产生的高能质子束进行治疗。然而，由于正电压 X 线管辐射剂量太低、质子治疗设备昂贵、技术复杂，不得不放弃这两种选择，转而寻求他放射源。历经多次的探索和失败，最终选择了由钴 -60 释放的伽玛射线作为立体定向放射外科技术的射线源来实现其微创治疗的目的。因其利用钴 -60 发出的伽玛射线，故也称为伽玛刀放射外科（gamma knife radiosurgery，GKRS）。

除了伽玛刀，基于 LINAC 的 SRS、质子重离子、CyberKnife 等其他形式的 SRS 也在不断发展。美国神经外科医师协会 / 神经外科医师代表大会在 2007 年发布了 SRS 的临时定义，其重要部分如下："立体定向放射外科手术通常为使用刚性固定立体定向引导装置的一次性治疗，其他固定技术和（或）立体定向图像引导系统也可以进行有限的分次治疗，最多 5 次。"尽管这一定义已经确立，但文献中的一些研究将 2～5 次的多次 SRS 称为分次 SRS（fractionated SRS，FSRS）或大分割 SRS（hypofractionated SRS）。

一、Leksell 伽玛刀

所有 Leksell Gamma Knife® 型号均使用钴 -60 作为放射源，半衰期为 5.27 年。世界上首台伽玛刀被称为 U 型伽玛刀，它采用 179 个钴 -60 源，发出的伽玛射线束经准直器聚焦形成一个盘状的照射野，主要用于功能神经外科。1974 年，瑞典卡罗林斯卡医院安装了第二台伽玛刀。随后，在

1984 年和 1985 年，阿根廷的布宜诺斯艾利斯和英国的设菲尔德分别安装了世界上第三、第四台伽玛刀。后两台伽玛刀同样配备 4 mm、8 mm 和 14 mm 的三种外准直器，但钴 -60 源的数目增加到了 201 个，使其照射野更接近于椭球形。1987 年，美国匹兹堡大学医院安装了世界上第五台伽玛刀，他们对设备做了进一步改进，201 个钴 -60 源呈半截球形空间分布，增加了 18 mm 外准直器，可以根据治疗容积的大小在剂量计划中综合应用，从此开创了 B 型伽玛刀时代。1999 年，C 型伽玛刀诞生了，它将剂量计划的进步与计算机技术更完美地结合到一起。C 型伽玛刀的主要特征包括自动摆位系统（APS）、头盔更换臂、头盔转运车、彩色编码的准直器。C 型伽玛刀的自动定位系统使用计算机控制的 3 个微动马达带动立体定位头架移动至每一个等中心的 X、Y 和 Z 坐标位置，根据剂量计划的结果，APS 可自动完成各等中心照射点坐标的调节以及验证工作，这就省却了在多等中心计划中用人工调整坐标的操作。自动定位系统利用相同直径的准直器省却了每个等剂量中心更换头盔和调整坐标所花费的时间。这明显减少完成整个治疗所需的时间。由于治疗时间缩短，可用小的准直器来使剂量曲线的容积更加精确适形。这样在靶点以外能形成更陡峭的剂量衰减。伽玛刀治疗工作进入常规程序化、自动化的临床应用阶段。第一台 C 型伽玛刀于 2000 年安装在美国匹兹堡大学，4 月正式开始治疗。

Leksell Gamma Knife® Perfexion™ 于 2006 年推出，在法国马塞 Timone 医院安装使用，是医科达公司的第五代设备。Perfexion™ 包含 192 个钴 -60 放射源，全部通过锥形钨准直器系统汇聚到放射等中心点。放射源分为 8 个扇区，每个扇区包含 24 个放射源，每个扇区可以独立放置在 4 mm、8 mm 和 16 mm 三种准直器中的任何一个前面，也可以被遮挡（闭束）。在治疗期间，当患者定位系统相对于等中心线移动时，这些放射源移动到所需的准直器通道前并按预定的时间停留。通过每次

"发射"，产生累积的辐射剂量分布，每次"发射"代表多达 192 个紧密准直射线束的交叉，以提供最佳的放射治疗计划。

治疗当天，在头皮 4 个部位进行局部麻醉后，将 Leksell® Coordinate Frame G 立体定向框架固定到患者的头骨上。框架包含 3～4 个侧板，每个侧板都带有一个 N 定位器，该定位器包含在后续的 MRI 采集步骤中可视化的标记材料（用于 MRI 的硫酸铜溶液）。已经有许多方法用于确定 Z 轴，但是最流行的方法是使用具有"N"形配置的小通道，其中倾斜基准点相对于垂直基准点的位置定义了切面的 Z 平面。

静脉注射增强剂的 MRI 是首选的成像方式。如果患者不能耐受 MRI 或携带不兼容 MRI 的植入设备时，可以使用增强 CT。在整个治疗过程中需要带框架以保持立体定向的准确性。由于成像是在治疗之前获取的，因此可以知道靶区的精确位置和大小，并将其传输到 Leksell Gamma Knife® 的集成治疗计划软件 Leksell GammaPlan®。

第六代 Leksell Gamma Knife® Icon™ 配备了集成的立体定向 CBCT，可确定三维立体定向坐标并允许进行无框和分次放射治疗。它还配备了实时运动管理，其由红外立体摄像机、一组参考标记和一个患者标记（通过黏合剂附着在鼻子上）组成。如果患者超出预设限制，该功能会自动关闭光束传输。

二、基于 LINAC 的立体定向放射外科

基于锥形筒的 SRS 是将特殊的准直器（典型的标称钻孔直径为 5～50 mm）安装到 LINAC 的附件设备支架上，并用于通过减少半影来锐化射束的边缘；基于微型多叶准直器（miniature multileaf collimation，mMLC）的 SRS 投影叶片宽度小于 5 mm 的高清晰度 MLC 是 LINAC 的组成部分，或安装在 LINAC 的附件设备支架上。

基于锥形的 SRS 使用常规形状的准直器，非常适合形状规则的病变。这种类型的准直器也可用于较大的肿瘤，必须使用具有多个等中心点的重叠球面来正确覆盖目标。但是，使用多个等中心的治疗计划会增加治疗时间和剂量不均匀，可能会对患者产生毒性。诸如 mMLC 的射野适形装置

可以避免这些不便，减少由剂量不均匀引起的治疗时间延长。

主要设备有 Varian TrueBeam® 和 Edge® 放射外科系统以及 Elekta Versa HD™。

1. Varian TrueBeam® 和 Edge® 瓦里安（Varian）公司从 1992 年开始开发 SRS，后来与 BrainLab 建立了合作关系。2007 年，Novalis Tx™ 成为他们合作的第一款产品，并提供全方位的 SRS 治疗单元。该装置使用 BrainLab ExacTrac® X-Ray 6D 室内成像系统和 Varian 的机载成像系统进行图像引导，将 Varian Eclipse™ 与 BrainLab iPLAN 结合起来作为治疗计划软件。TrueBeam® 于 2010 年发布，随后 Edge® 放射外科系统于 2012 年发布。

Edge® 配备了高清晰度 120 多叶准直器（HD 120™ MLC），其中央 8 cm 区域的宽度为 2.5 mm，叶片的边缘为 5 mm，边缘为 PerfectPitch™ 的 6 自由度（6DoF）治疗床。颅内实时跟踪可以通过多种方式完成。最常见的是在使用 Varian 的光学表面监测系统完成患者设置后，利用实时表面跟踪（一种表面引导放射疗法或 SGRT）来监测目标运动。

Varian 还与其他实时跟踪系统兼容，例如 HumediQ 的 IDENTIFY（另一个 SGRT 系统）或 BrainLab 的 ExacTrac®。LINAC 还可配备安装在机架上的锥形准直器（4～17.5 mm），常用于治疗三叉神经痛或其他功能性神经系统疾病。SRS 可以使用 Varian 头架或以无框方式进行。如果使用框架，则该过程与伽玛刀放射外科相似，先安装框架，再进行扫描以精确定位肿瘤的位置。

2016 年，瓦里安公司发布了 HyperArc™ 高清晰度 RT，这是用于 TrueBeam® 或 Edge® 的自动计划和辐射传输的优化程序包。它结合了容积旋转调强治疗，并结合了以 Eclipse™ 作为治疗计划平台的 PerfectPitch™ 结合机架旋转、准直器旋转和运动治疗床提供的所有自由度。基于一个等中心点的辐射传输利用非共面射束布置的优势可以治疗单个或多个病变。HyperArc™ 当前使用兆伏成像实时跟踪患者运动。

2. Elekta Versa HD™ Versa HD™ 为高端 LINAC 平台。默认情况下配备 Agility™ MLC，由 160 个相互交叉的快速移动叶片制成，等中心宽度为 5 mm。对于基于锥形的 SRS，该平台与第三方

Aktina 医疗公司的小野圆形准直器兼容，可通过适配器安装到 LINAC 头部。

可互换的锥形筒直径范围为 5~40 mm，Elekta LINAC 会自动识别每种尺寸，以减少治疗过程中的潜在误差。机载成像是通过兆伏和千伏 X 线完成的，并提供千伏级 CBCT。可以使用第三方设备基于框架进行治疗，主要利用无框架进行治疗。在这种情况下，与 BrainLab ExacTrac® 或 SGRT 一起使用 AlignRT®（来自 Vision RT Ltd.，伦敦，英国）。Versa HD™ 模型还带有一个 6 度治疗椅，该治疗椅连接到现有治疗椅的顶部，并提供 6 度定位（X、Y 和 Z 为 3 个平移，以及滚动、俯仰和偏航为 3 个旋转）。

三、CyberKnife®

CyberKnife® 是一种无框架照射系统，由轻型紧凑型 LINAC 提供 6 兆伏 X 线，该系统安装在机械臂上并配备有集成的图像引导系统。它是由美国加利福尼亚州斯坦福大学的神经外科医师 John Adler 发明的，并于 1999 年被美国食品药品监督管理局（FDA）批准用于治疗颅内肿瘤。此后不久，它在 2001 年被批准用于治疗身体任何部位的肿瘤。它使用定制的热塑性面罩将患者固定在仰卧位置后，进行头颅 CT 平扫。在治疗之前还需要完成脑部增强 MRI，并与 CT 扫描融合以制订治疗计划。

两个正交 X 线系统（两个吊顶 X 线源和两个相应的室内图像检测器）在治疗期间生成实时立体千伏图像，以帮助跟踪和检测颅骨解剖运动（使用专有的 6D 颅骨跟踪系统）并纠正患者的移动。机械臂的 6 个自由度允许数百个来自多个方向的非共面、非等中心和等中心辐射束穿过肿瘤。机器人可以绕过患者，一次照射多个靶区。截至 2018 年中期，已经生产了 6 种型号，其中包括 2012 年发布的最新的 CyberKnife® M6™ 系统。Xchange® 机器人准直器更换器使用户能够在 3 种可用的外壳选择中自动安装辅助准直器：①固定圆形准直器，等中心点处有 12 种选择的圆形光斑，直径范围 5~60 mm；② Iris™ 可变孔径准直仪，可以复制固定的 12 种准直器尺寸，并提高了在治疗中使用多种出束尺寸的能力；③ InCise™ 多叶准直器为大肿瘤所选择，比 Iris™ 或固定圆形准直器具有更大的出束量，可显著减少治疗时间。

四、质子放射外科

质子束疗法具有独特的剂量学特性。它可将大部分辐射剂量沉积在一定深度，而不会在组织内产生出口剂量（称为布拉格峰）。这些特性转化为正常组织积分剂量的减少。这些优点在治疗多个病变或需要重复进行 SRS 的患者时特别有益。然而，质子束治疗既昂贵，又费时、费力，因此限制了它的应用。

Atkins 等人的最新报告提供了来自马萨诸塞州总医院的 370 例接受质子 SRS 治疗单次或多次脑转移瘤的单中心经验，首次报告了失败模式、生存结果和毒性分析。尽管这项研究是回顾性的，缺乏患者报告的结果或生活质量数据，但它提供的证据表明质子 SRS 治疗具有与基于光子的 SRS 治疗相当的耐受性和失败模式。

第二节　立体定向放射外科影像定位系统

SRS 最重要的作用是靶区准确的立体定向成像。SRS 治疗的精确性取决于定位影像的精度。立体定向成像中强调正常组织和异常组织之间最佳的对比度、空间的高分辨率、扫描时间短、层厚薄，以便达到准确的靶区定位目标。每种成像方法都有各自的优缺点。

一、立体定向计算机断层扫描（CT）

CT 图像提供组织成像，有足够的几何精度以支持立体定向的靶向性。此外，电子密度信息有助于剂量计算。一些医生更喜欢将 MRI 和 CT 图像融合,因为他们相信某些情况下的畸变会影响靶区 MRI 中定位的精度。但是 CT 成像因为对软组织的分辨率不高,在影像定位中的应用受到了限制。然而当患者不能使用 MRI 定位或者 CT 的骨窗成像能提供有用的诊断信息时,CT 定位常被采用。CT 定位也包括平扫及强化序列、薄层(层间距 1 ~ 3 mm)无间距扫描。当患者因自身原因不能行 MRI 定位时,CT 脑池造影术对于显示三叉神经等位于脑脊液中的结构也具有很大的帮助。CT 不存在 MRI 中的几何失真问题,但是固定螺钉在扫描中会产生伪影。因此,采用框架 SRS 治疗安装头架时,钉子的安装位置应尽量避免与病灶位于同一层面,以免影响病灶的观察。

二、磁共振成像(MRI)

对比增强的 MRI 可提供优良的软组织对比,对软组织及实性肿瘤具有很高的分辨率,也已常规应用于大多数 SRS 治疗以确定放射外科治疗的靶区体积。常用的序列包括全颅的平扫及强化的 T1 加权成像,可以采取 2D 成像,也可使用 3D 整体采集方式成像,例如 MP-RAGE 或类似序列。特殊序列如稳态重建干扰序列可用于内听道、脑桥小脑三角、鞍旁等区域成像。定位 MRI 影像使用薄层无间距扫描(层厚为 1 ~ 3 mm),扫描范围应包括全脑容积,这样才能增加小病灶被检出的概率,提高容积测量和直方图计算的准确性。

值得注意的是,MRI 存在各种线性和非线性的几何失真问题,主要来源于梯度场的非线性和主磁场的不均匀性,还有患者佩戴的头架、分流管、金属植入物等也容易造成干扰。因此,所有用于定位的 MRI 序列必须经过物理师的严格检测,以保证发生的失真在允许的最小范围之内。如果病灶位于颅内组织与空气交界处或其他易产生伪影的区域,则应加做 CT 定位以验证病灶坐标的精确性。同时有多种检测头模以供选择,利用标准头模成像可以帮助物理师定量检测各种扫描参数下的失真度,为优化扫描参数、减小失真提供帮助。

三、数字减影血管造影(DSA)

血管造影是动静脉畸形放射外科剂量计划的金标准,用于与 MRI 或 CT 成像联合使用。血管造影的技术与常规数字血管造影略有不同,因为立体定向血管成像不仅用于畸形血管巢的确定,还用于引导辐射到靶区。正交的图像(而不是倾斜或旋转的)是首选但并非必须。而对于畸形血管巢来说,在正交平面上未能很好地观察到时,可以在二维上旋转约 10°,而不会影响辐射照射的准确性。

四、磁共振波谱分析(MRS)

磁共振波谱分析(magnetic resonance spectroscopy,MRS)是一种可以检测组织中的质子代谢产物并提供关于肿瘤增殖、细胞膜破坏、神经元活性和肿瘤坏死信息的技术。最常见的可检测代谢产物包括含胆碱的化合物、肌酐、乳酸、脂质和 N-乙酰天冬氨酸(N-acetylaspartate,NAA)。获得的波谱图像可以是三维的,也可以是用三维手段采集的。由于肿瘤增殖所致细胞膜磷脂转化率增大,以及与正常大脑相比 NAA 降低,恶性肿瘤的特征是胆碱与 NAA 比值升高。输入磁共振波谱图像并将其与立体定向图像相结合,可用于复发性胶质母细胞瘤的剂量规划中。

五、磁共振弥散张量成像(DTI)

磁共振弥散张量成像(diffusion tensor imaging,DTI)是一种弥散技术,能使白质传导束可视化。以往的外科研究已经证实使用 DTI 在降低关键结构附近的脑肿瘤切除术并发症发生风险方面的作用。在 SRS 治疗中使用 DTI 与白质纤维束跟踪成像,可以在治疗剂量计划中对邻近重要功能区的病变勾画时规避正常组织。Koga 等指出基于 DTI 模态进行动静脉畸形病例的剂量计划,运动能力方面的并发症发生率有明显下降。已有研究表明在 SRS 治疗剂量计划中合并应用纤维束成像数据,可降低包括视束和锥体束在内的关键结构的受照剂量。有学者在 GammaPlan 剂量计划系统中应用 DTI 对纤维传导束进行可视化,以确定丘脑腹侧中间核的位置以治疗震颤患者。

六、正电子发射断层成像(PET)

PET 允许非侵袭性测量肿瘤的乏氧、增殖指数和细胞凋亡标志物。PET 成像有助于鉴别肿瘤再生长与放射不良反应。这种类型的细胞和生理信息可以与 MRI 组合使用，对于某些恶性肿瘤的定位具有优势，能提高空间分辨率，改善放射外科的靶区体积的轮廓。11C- 蛋氨酸 -PET 检查时代谢活跃的肿瘤会增加放射性示踪剂的摄取，并可检测到脑肿瘤中细胞代谢的增加；与正常脑部组织相比，涉及在血脑屏障水平上由 L 型氨基酸载体介导 de1 蛋白转运增加；能比 18F 标记的 2- 氟 -2- 脱氧 -D- 葡萄糖 -PET 更好地鉴别肿瘤与背景脑部信号。Levivier 等将 PET 与肿瘤患者的伽玛刀治疗剂量计划整合，69% 的患者 PET 结果改变了 MRI 确定的肿瘤的靶区。

七、脑磁图（MEG）

脑磁图（magnetoencephalography, MEG）通过检测与颅内神经元电活动有关的磁场，提供大脑皮质功能的功能性成像。在临床实践中，它已被用来识别感觉、运动、视觉和语言皮质。颅内脑叶病变的发生可导致功能性大脑皮质的移位。因此，单独使用 MRI 进行解剖成像识别关键脑区可能不够准确。在放射外科治疗剂量计划中需要可视化保护关键的皮质区域，如果高剂量照射范围包括这些区域，则可能导致与放射副作用有关的永久性神经功能障碍。在治疗计划中整合 MEG 的功能成像可以最大限度地提高放射外科剂量计划的准确性，减少出现永久性的功能损伤。

第三节　立体定向放射外科相关技术

一、头架固定和面罩固定

1. 头架固定　头架固定有超过 50 年的应用历史和超过 100 万例患者的使用经验，通常是四点固定，可以提供非常高的准确性、可靠性和牢固性。尤其是对出束时间超过 30 分钟和多个靶区的患者，以及靶区在颅骨的下部或极前或极后处，头架固定非常重要。头架具有侵袭性，既往开颅缺损或分流处必须避免。安装头架后的图像会有固定钉相关的伪影，特别是单独使用 CT 时。所以在 CT 定位时，固定钉的位置需要尽可能地远离靶区。

2. 面罩固定　面罩没有固定钉，完全无创，一般耐受性良好。对接受过双侧额叶开颅手术的患者尤其有价值，其没有合适的可装固定钉的位置（除上颌骨外）。可以提前用多通道头部线圈高分辨率 MRI 快速成像，这些图像可以与 CBCT 图像配准。提前预计划可以减少治疗当天的整个治疗时间及提高规划的质量。面罩固定不适合焦躁不安、幽闭恐怖症、焦虑、睡眠混乱的患者，以及有胡子或头发非常长而浓密的患者，头颅极前端或极后端位置下的精确靶区也不适合。

二、放射生物学

常规的分段放射疗法起源于 1920 年和 1930 年在法国进行的放射生物学实验。法国研究人员 Regaud 和 Ferroux 在对公羊进行绝育的研究中发现，将动物的睾丸（肿瘤细胞的等效模型）暴露于单一剂量的辐射，会对阴囊皮肤（健康的周围组织的等效模型）造成严重伤害。他们通过以几周的小剂量每日照射（分次），成功对公羊进行了绝育，并且皮肤损害也可接受。

在 20 世纪 60 年代后期和 70 年代，相关的放射生物学实验揭示了剂量效应和放疗的 4 个 "R"：修复（repair）、再氧化（reoxygenation）、再分布（redistribution）和再增殖（repopulation），这是多分次放疗的关键。研究表明，将辐射剂量分成几天内的较小剂量，由电离辐射引起的正常组织的亚致死损伤可以修复，并使存活下来的那些细胞重新聚集。同时，通过治疗次数的增加及再氧化（氧气通过自由基对 DNA 产生永久性地破坏）增加了对肿瘤细胞的损害，剂量分次之间，肿瘤细胞重新分布到放射敏感的周期。但是，过度延长治疗过程会导致肿瘤细胞增殖。

在 SRS 的情况下，单次治疗与常规分次放疗完全相反，而采用 2 ~ 5 次进行分次 SRS（FSRS）也未通过诸如放射生物学家通常使用的线性二次模型之类的标准进行验证。电离辐射对肿瘤细胞杀伤的最初效应可能是由于直接或间接使肿瘤血供受损。对于大剂量放疗的肿瘤阳性反应的一种可能解释是，肿瘤血供对放射线的敏感性比传统放射生物学所预测的要高。Park 等回顾了在人类和实验模型中对辐射诱发的血管变化的研究，结果表明，在采用常规分次放疗治疗的人类肿瘤中，血管结构系统的完整性得以保留。但是，尽管对人肿瘤异种移植或啮齿类动物肿瘤的单次辐射剂量在 5 ~ 10 Gy 会引起相对轻度的血管变化，但将剂量增加至每次高于 10 Gy 会引起严重的血管变化，从而导致血液灌注减少。作者认为，高于 10 Gy 可能会引起明显的血管损伤，可能损害肿瘤内的微环境，并间接导致肿瘤细胞死亡。与常规放射生物学的不同之处在于，后者肿瘤细胞的氧合状态影响放射敏感性，并取决于完整的微血管构筑。在先前的研究中，Szeifert 等报告了 5 位患者的经验（多发脑转移瘤 2 例，前庭神经鞘瘤 1 例，恶性胶质瘤 1 例，脑膜瘤 1 例），他们在伽玛刀放射外科术后 3 ~ 12 个月接受了开颅手术以切除肿瘤。研究者收集了处方剂量范围外的正常脑组织。免疫组织化学结果表明，血管内皮细胞是单次大剂量照射的主要靶标。

三、正常组织的耐受性

对于 SRS，重要的正常组织结构包括颅神经、耳蜗、脑干和正常脑实质。对于脊髓 SRS 和立体定向放射治疗，重要的正常组织结构包括脊髓、马尾以及邻近的器官。计划过程中遇到的挑战是由放射所需的处方剂量以及与正常脑组织的接近程度和其对射线的敏感性造成的。

1. 视神经 Stafford 等人发表了一项梅奥诊所的回顾性研究，215 例患者接受了伽玛刀放射外科手术，对鞍区和鞍旁区肿瘤的视神经的中位最大放射剂量为 10 Gy。11% 的患者曾接受过中位剂量为 50.2 Gy 的体外放射治疗（external irradiation radiotherapy，EBRT）。4 名患者（少于 2%）发生了放射性视神经病变（radiation-induced optic neuropathy，RION），其中 3 名患者之前接受了

EBRT，1 名患者未接受 EBRT，但视神经或视交叉单独接受了剂量为 12.8 Gy 的伽玛刀放射外科治疗。该研究得出结论，前视器短节接受 12 Gy 或更低剂量照射的患者发生有显著临床意义的 RION 的风险为 1.1%，对先前或同时进行 EBRT 的患者，这种风险在统计学意义上显著性更高。基于这项研究，避免单次剂量大于 10 Gy 被认为对视器是安全的。但是，Tishler 等人早些时候基于对 62 例接受 SRS 治疗的海绵窦内或邻近的各种类型病变（71% 脑膜瘤）患者的研究，报道了更保守的剂量限制。结果显示，第 Ⅲ ~ Ⅳ 对脑神经功能障碍很少见，并且没有明确的剂量关系证据。然而，视器对辐射更敏感，并且并发症存在剂量依赖性。单次 SRS 剂量 < 8 Gy 的患者未出现 RION。单次 SRS 剂量 > 8 Gy 的患者 RION 的发生率为 24%，明显增高。

2. 听力 治疗时要注意避免辐射到耳蜗和第 Ⅷ 对脑神经，很难确定其真正的剂量限制，因为许多研究是基于听神经瘤，其中患者有基线听力丧失，部分是由肿瘤损害引起的。Jacob 等报道了对 59 例散发性前庭神经鞘瘤患者进行 Perfexion™ 伽玛刀的治疗情况。患者治疗前存在可用听力，SRS 后平均 2.2 年，36% 的患者出现无法使用的听力。单因素分析显示耳蜗平均剂量小于 5 Gy 的患者在最后一次随访时，更有可能保留有用听力。Kano 等建议耳蜗中心受照剂量 < 4.2 Gy，结果基于匹兹堡大学 77 例听神经瘤患者的回顾性研究，SRS 前听力为 Gardner-Robertson Ⅰ 或 Ⅱ 级，中位周边剂量为 12.5 Gy，SRS 前均无其他治疗。耳蜗中心的辐射剂量 < 4.2 Gy 的患者在同等 Gardner-Robertson 级别的听力保护方面有显著改善。60 岁以下的患者在 SRS 后 2 年保留了可使用的听力。

Baschnagel 等人的最新研究报告 40 例存在有用听力（定义为纯音平均低于 50 dB，言语辨别力大于 50%）的前庭神经鞘瘤患者接受伽玛刀放射外科治疗，中位边缘剂量为 12.5 Gy，中位耳蜗最大值和中位耳蜗平均剂量分别为 6.9 Gy 和 2.7 Gy。接受平均耳蜗剂量 < 3 Gy 的患者 2 年听力保存率为 91%，而接受平均耳蜗剂量 3 Gy 的患者 2 年听力保存率仅为 59%，差异有统计学意义。结论认为平均耳蜗剂量 < 3 Gy 与较高的有用听力保护有关。

3. 脑干 文献报道 SRS 治疗脑干转移瘤后的放射副作用，中位数周边剂量为 15 ~ 20 Gy。3 ~ 4

级毒副作用的报道罕见，但是这些患者的生存期很短（中位生存期 5 ~ 11 个月），可能没有机会表现出迟发的放射副作用。此外，放射副作用往往很难与症状性进展相鉴别。常见的放射副作用包括偏瘫、共济失调、面瘫和癫痫。美国匹兹堡大学的一项研究显示，38 例良性肿瘤患者经 SRS 治疗后随访 6 ~ 84 个月（中位数 41 个月），并非所有影像学发现放射副作用的患者都出现神经功能障碍；相反，一些患者虽然影像学上未见放射副作用，但会出现神经功能障碍。边缘剂量和放射副作用的影像学表现或神经功能障碍间没有相关性。目前普遍接受的对脑干的剂量限制约为 12 Gy。根据已发表的研究，脑干受照最大剂量 10 ~ 12 Gy 对脑干的毒副作用风险最小（<1% ~ 2%）。最近的 QUANTEC 综述显示，1/3 脑干的部分体积接受照射，剂量分别为 12.5 Gy、14.2 Gy、16.0 Gy 和 17.5 Gy，对应的正常组织并发症的发生率分别为 1%、13%、61% 和 94%。

4. 脊髓　根据已发表的研究，脊髓最大剂量为 10 Gy，硬膜囊最大剂量为 14 Gy，预期导致脊髓病变损伤的风险最小（<1%）。QUANTEC 的作者建议将脊髓剂量限制在 13 Gy，或者 3 次分割 20 Gy，预期发生脊髓损伤的风险 <1%。

四、靶区剂量

目前，SRS 放射剂量通常基于 2000 年 Shaw 等人发表的 I 期肿瘤放射治疗协作组（Radiation Therapy Oncology Group，RTOG）脑肿瘤委员会剂量递增研究的结果。该研究确定了先前接受放疗的复发性脑肿瘤（不涉及脑干）患者中使用基于框架的伽玛刀放射外科治疗或 LINAC 给予的单次最大耐受剂量。在这项研究中，64% 的患者为复发性脑转移瘤（主要为乳腺癌脑转移，以前的中位剂量为 30 Gy），其余 36% 的患者为复发性胶质瘤（以前的中位剂量为 60 Gy）。根据研究设计，所接受的剂量取决于肿瘤大小，对于直径为 31 ~ 40 mm、21 ~ 30 mm 和 20 mm 的肿瘤，开始剂量分别为 12 Gy、15 Gy 和 18 Gy，以 50% ~ 90% 的等剂量线（isodose line，IDL）覆盖肿瘤的整个边缘。对于每个肿瘤大小组，以 3 Gy 的增量递增剂量，直到在 SRS 后的 3 个月内超过 20% 的患者出现不可逆的中枢神经系统毒性（定义为 RTOG 中

枢神经系统毒性等级 3 ~ 5）。研究得出结论，对于直径 31 ~ 40 mm、21 ~ 30 mm 和 20 mm 的肿瘤，耐受剂量分别为 15 Gy、18 Gy 和 24 Gy。对于 20 mm 的肿瘤，剂量未增加至 27 Gy，这不是由于毒性，而是源于研究人员的不情愿。研究发现，具有大肿瘤的患者出现不可接受的中枢神经系统毒性的可能性更大，31 ~ 40 mm 的肿瘤与 20 mm 的肿瘤出现不可接受的中枢神经系统毒性比值比为 16，并且放射性坏死的 2 年总发生率为 11%。

Trifiletti 等人最近的回顾性分析来自多个国际机构的关于脑干 SRS 的经验，547 例患者用 SRS 治疗了 596 处脑干转移灶，有 7.4% 发生了严重的 SRS 相关的毒性反应，与肿瘤体积较大和全脑放疗呈正相关。SRS 后 12 个月的局部控制率为 81.8%。研究得出结论，脑干转移行 SRS 治疗有利于局部控制，毒性反应相对比较罕见。

意大利 Minniti 等人的回顾性研究比较了 289 名患有各种原发性癌症（29% 为非小细胞肺癌，17% 为乳腺癌，10% 为胃肠道恶性肿瘤，10% 为黑色素瘤，7% 为肾细胞癌，6% 为其他癌症）的局部控制率和放射性坏死发生率，KPS 中位数为 80（范围为 60 ~ 100），343 个新的直径大于 2 cm 的脑转移瘤分别用基于 LINAC 单次 SRS（15 ~ 18 Gy）和 FSRS（3 次，单次 9 Gy）进行治疗。根据增强 MRI 的 T1 轴位，从大体肿瘤靶区（GTV）扩展 1 ~ 2 mm 来创建计划靶区（PTV）。对于 2 ~ 3 cm 的病变，单次剂量为 18 Gy；对于 3 cm 的病变，单次剂量为 15 ~ 16 Gy。FSRS 最常用于治疗大小 3 cm 或位于关键区域附近的脑转移瘤。FSRS 与单次 SRS 相比，该研究在统计学上较好地显示了 FSRS 在 1 年时的局部控制率（中位影像学随访 10 个月）（91% vs. 77%）以及放射性坏死的改善率（9% vs. 18%）。

Marcrom 等发表了一项单一机构回顾性研究，该研究对 72 位脑转移瘤患者（46% 为肺癌，16% 为泌尿生殖系统癌症，15% 为黑色素瘤，9% 为乳腺癌，8% 为胃肠道癌症以及 6% 为其他癌症），KPS 中位数为 80（范围为 50 ~ 90），其中有 182 个新的脑转移瘤经过基于 LINAC 的 FSRS 处理，比较了 5×5 Gy（25 Gy）和 5×6 Gy（30 Gy）。如果肿瘤为 3 cm，邻近关键或重要结构，或者如果 2 个或多个中等大小肿瘤接近会导致单次 SRS 治疗计划中的剂量叠加，则通常考虑 FSRS。中位肿瘤直径为

1.68 cm（0.31 ~ 5.50 cm），并根据增强 MRI 的 T1 像和 CT 扫描确定 GTV。78% 的患者 PTV 没有扩展，22% 的病灶外扩了 1 ~ 3 mm。12 个月总体局部控制率为 86%（中位影像学随访 5 个月）。在多变量分析中，肿瘤直径 3 cm 时（危险比 HR 8.11,）局部控制失败明显增加；而剂量为 30 Gy 时（HR 0.26），局部控制失败减少。肿瘤 < 3 cm 与 3 cm 的 12 个月局部控制率分别为 95% 和 61%，肿瘤 < 2 cm 没有失败病例。对于以 30 Gy 与 25 Gy 治疗的肿瘤，其 12 个月局部控制率分别为 91% 与 75%。总体上，治疗耐受性良好。30 Gy 与 25 Gy 相比未观察到毒性增加。但随着肿瘤直径的增加，发现毒性显著增加（HR 2.45）。尽管未发生不可逆的 3 级或 5 级毒性反应，但 6% 的患者出现了严重的 4 级毒性反应，需要手术治疗。研究得出结论，FSRS 的局部控制率高，中枢神经系统毒性的发生率低。建议对更大的脑转移瘤进行进一步的剂量递增研究。

Kirkpatrick 等最近发表了关于 FSRS（2 ~ 5 次）的综述。作者得出的结论是尽管结果令人鼓舞，但仍需要大量研究来了解 SRS 的分次放射生物学机制，明确肿瘤和正常脑组织的剂量-体积反应关系。

五、治疗指标

SRS 的优点是它高度符合放射外科靶区的形状，同时向周围组织传递了临床上微不足道的剂量。单次高剂量给予，靶区内的剂量均匀性是次要的。

1. 治疗计划指标　适形性指数（conformity index，CI）是衡量放射外科剂量分布的体积与目标体积（treated volume，TV）大小和形状的一致性。RTOG 对其的定义是处方等剂量体积（prescribed isodose volume，PIV）占治疗体积（TV）的比率。目标是一个 < 1.5 的值，两者大小、形状完全一致是理想的，覆盖不足是一个 < 1 的值，而覆盖过度是一个 > 1 的值。

CI 定义只有在 TV 完全被 PIV 包绕的情况下才有意义，因此靶区覆盖率指标定义为 PIV 中 TV 的比例，目标是 100%。

计划选择性指数（selectivity index，SI）定义为 TV 包围的 PIV 的比例，并且与目标覆盖率指数呈反比。低选择性指数与接受处方剂量的过多正常脑组织有关。

此外，剂量梯度指数（gradient index，GI）是接受 50% 处方剂量的脑组织体积除以 PIV 的比率。它有助于比较适形性相似的计划，以评估剂量下降的陡度。3.0 的值被认为是令人满意的。接受 12 Gy（V12 Gy）的脑体积是放射性坏死风险的替代指标，通常保持在 5 ~ 10 ml。

2. 治疗计划　在使用伽玛刀放射外科设备的情况下，过去已将放射剂量指定为 50% IDL 时的剂量，这对应于靶区之外最陡的剂量下降。然而，由于伽玛刀放射外科设备的自动化和多个等中心点的使用（每个照射被称为辐射的"靶点"），剂量可以规定为更大范围的 IDL，作为优化治疗计划质量的一部分，其中包括上面定义的变量，例如覆盖指数、计划选择性和梯度指数。当使用 Leksell GammaPlan® 时，治疗计划可以向前进行（医生自主选择靶点位置、扇区组合和每个目标内每个靶点的相对权重）、逆向计划（软件提供靶点数目、位置、准直器组合和每个靶点的相对权重）或正逆向规划的混合。

3. 不同平台　在过去的 20 年里，研究者付出了很多努力来改善基于 LINAC 的 SRS 的一致性，以期与伽玛刀放射外科平台竞争，因为 LINAC 更容易获得。随着 VMAT 于 2007 年推出，这方面取得了重大进展。在放疗时，VMAT 允许同时改变机架转速、通过移动 MLC 叶片位置改变治疗孔形状和改变放射剂量率（强度）。

VMAT 的第一个好处是显著缩短治疗时间，特别是在 FFF 模式下。使用新钴源的伽玛刀放射外科的剂量率约为 363 MU/min，而在 FFF 模式下的 6 ~ 10 MV 直线加速器剂量率为 1400 ~ 2400 MU/min（MU 或监测单元与剂量直接相关）。直到最近，VMAT 计划在治疗多发性脑部病变方面的主要批评是与伽玛刀放射外科相比，低剂量在正常脑组织上的扩散（或低剂量溢出）。经过更多研究后在治疗过程中引入了不同的治疗床角度，这允许放射线从更多角度进入颅骨，为解决这一问题提供了积极的证据。HyperArc™ 的出现也有望提供高度适形的非共面治疗计划。

（刘晓民　毛之奇）

参考文献

[1] Leksell L. The stereotaxic method and radiosurgery of the brain. Acta Chir Scand, 1951, 102(4): 316-319.

[2] Lindquist C. Gamma knife surgery for recurrent solitary metastasis of a cerebral hypernephroma: case report. Neurosurgery, 1989, 25(5): 802-804.

[3] Barnett GH, Linskey ME, Adler JR, et al. Stereotactic radiosurgery—an organized neurosurgery-sanctioned definition. J Neurosurg, 2007, 106(1): 1-5.

[4] Withers HR. The four R's of radiotherapy, advances in radiation biology. New York, NY: Academic Press, 1975.

[5] Park HJ, Griffin RJ, Hui S, et al. Radiation-induced vascular damage in tumors: implications of vascular damage in ablative hypofractionated radiotherapy (SBRT and SRS). Radiat Res, 2012, 177(3): 311-327.

[6] Szeifert GT, Massager N, DeVriendt D, et al. Observations of intracranial neoplasms treated with gamma knife radiosurgery. J Neurosurg, 2002, 97(5 Suppl): 623-626.

[7] Chowdhury I, Parsai S, Gandhidasan S, et al. Optimization of stereotactic radiosurgery for the treatment of brain metastases. Appl Radiat Oncol, 2017, 6(1): 11-16.

[8] Hartford AC, Buckey JC Jr, Roberts D, et al. (P10)proof-of-principle study of hyperbaric oxygen (HBO)as a radiosensitizer prior to stereotactic radiosurgery (SRS)for brain metastases (NCT01850563). Int J Radiat Oncol Biol Phys, 2018, 101(2): E24-E5.

[9] Brown RA, Nelson JA. The invention and early history of the N-localizer for stereotactic neurosurgery. Cureus, 2016, 8(6): e642.

[10] Park HS, Wang EH, Rutter CE, et al. Changing practice patterns of Gamma Knife versus linear accelerator-based stereotactic radiosurgery for brain metastases in the US. J Neurosurg, 2016, 124(4): 1018-1024.

[11] Shiu AS, Kooy HM, Ewton JR, et al. Comparison of miniature multileaf collimation (MMLC)with circular collimation for stereotactic treatment. Int J Radiat Oncol Biol Phys, 1997, 37(3): 679-688.

[12] Xiao Y, Kry SF, Popple R, et al. Flattening filter-free accelerators: a report from the AAPM Therapy Emerging Technology Assessment Work Group. J Appl Clin Med Phys, 2015, 16(3): 5219.

[13] Atkins KM, Pashtan IM, Bussière MR, et al. Proton stereotactic radiosurgery for brain metastases: a single-institution analysis of 370 patients. Int J Radiat Oncol Biol Phys, 2018, 101(4): 820-829.

[14] Shaw E, Scott C, Souhami L, et al. Single dose radiosurgical treatment of recurrent previously irradiated primary brai tumors and brain metastases: final report of RTOG protocol 90-05. Int J Radiat Oncol Biol Phys, 2000, 47(2): 291-298.

[15] Trifiletti DM, Lee CC, Kano H, et al. Stereotactic radiosurgery for brainstem metastases: an international cooperative study to define response and toxicity. Int J Radiat Oncol Biol Phys, 2016, 96(2): 280-288.

[16] Stafford SL, Pollock BE, Leavitt JA, et al. A study on the radiation tolerance of the optic nerves and chiasm after stereotactic radiosurgery. Int J Radiat Oncol Biol Phys, 2003, 55(5): 1177-1181.

[17] Tishler RB, Loeffler JS, Lunsford LD, et al. Tolerance of cranial nerves of the cavernous sinus to radiosurgery. Int J Radiat Oncol Biol Phys, 1993, 27(2): 215-221.

[18] Jacob JT, Carlson ML, Schiefer TK, et al. Significance of cochlear dose in the radiosurgical treatment of vestibular schwannoma: controversies and unanswered questions. Neurosurgery, 2014, 74(5): 466-474.

[19] Kano H, Kondziolka D, Khan A, et al. Predictors of hearing preservation after stereotactic radiosurgery for acoustic neuroma. J Neurosurg, 2009, 111(4): 863-873.

[20] Baschnagel AM, Chen PY, Bojrab D, et al. Hearing preservation in patients with vestibular schwannoma treated with Gamma Knife surgery. J Neurosurg, 2013, 118(3): 571-578.

[21] Oermann EK, Kress MA, Todd JV, et al. The impact of radiosurgery fractionation and tumor radiobiology on the local control of brain metastases. J Neurosurg, 2013, 119(5): 1131-1138.

[22] Lesueur P, Lequesne J, Barraux V, et al. Radiosurgery or hypofractionated stereotactic radiotherapy for brain metastases from radioresistant primaries (melanoma and renal cancer). Radiat Oncol, 2018, 13(1): 138.

[23] Minniti G, Scaringi C, Paolini S, et al. Single-fraction versus multifraction (3 × 9 Gy)stereotactic radiosurgery for large (> 2 cm)brain metastases: a comparative analysis of local control and risk of radiationinduced brain necrosis. Int J Radiat Oncol Biol Phys, 2016, 95(4): 1142-1148.

[24] Marcrom SR, McDonald AM, Thompson JW, et al. Fractionated stereotactic radiation therapy for intact brain metastases. Adv Radiat Oncol, 2017, 2(4): 564-571.

[25] Kirkpatrick JP, Soltys SG, Lo SS, et al. The radiosurgery fractionation quandary: single fraction or hypofractionation? Neuro Oncol, 2017, 19(suppl_2): ii38–49.

[26] Higuchi Y, Serizawa T, Nagano O, et al. Three-staged stereotactic radiotherapy without whole brain irradiation for large metastatic brain tumors. Int J Radiat Oncol Biol Phys, 2009, 74(5): 1543-1548.

[27] Angelov L, Mohammadi AM, Bennett EE, et al. Impact of 2-staged stereotactic radiosurgery for treatment of brain metastases 2 cm. J Neurosurg, 2018, 129(2): 366-382.

[28] Gaspar L, Scott C, Rotman M, et al. Recursive partitioning analysis (RPA)of prognostic factors in three Radiation Therapy Oncology Group (RTOG)brain metastases trials. Int J Radiat Oncol Biol Phys, 1997, 37(4): 745-751.

[29] Weltman E, Salvajoli JV, Brandt RA, et al. Radiosurgery for brain metastases: a score index for predicting prognosis. Int J Radiat Oncol Biol Phys, 2000, 46(5): 1155-1161.

[30] Lorenzoni J, Devriendt D, Massager N, et al. Radiosurgery for treatment of brain metastases: estimation of patient eligibility using three stratification systems. Int J Radiat Oncol Biol Phys, 2004, 60(1): 218-224.

[31] Sperduto PW, Berkey B, Gaspar LE, et al. A new prognostic index and comparison to three other indices for patients with brain metastases: an 17 Stereotactic Radiosurgery for Brain Metastases analysis of 1, 960 patients in the RTOG database. Int J Radiat Oncol Biol Phys, 2008, 70(2): 510-514.

[32] Sperduto PW, Chao ST, Sneed PK, et al. Diagnosis-specific prognostic factors, indexes, and treatment outcomes for patients with newly diagnosed brain metastases: a multiinstitutional analysis of 4, 259 patients. Int J Radiat Oncol Biol Phys, 2010, 77(3): 655-661.

[33] Sperduto PW, Kased N, Roberge D, et al. Summary report on the graded prognostic assessment: an accurate and facile diagnosisspecific tool to estimate survival for patients with brain metastases. J Clin Oncol, 2012, 30(4): 419-425.

[34] Likhacheva A, Pinnix CC, Parikh N, et al. Validation of recursive partitioning analysis and diagnosisspecific graded

prognostic assessment in patients treated initially with radiosurgery alone. J Neurosurg, 2012, 117(Suppl): 38-44.

[35] Serizawa T, Higuchi Y, Nagano O, et al. A new grading system focusing on neurological outcomes for brain metastases treated with stereotactic radiosurgery: the modified Basic Score for Brain Metastases. J Neurosurg, 2014, 121(Suppl): 35-43.

[36] Sperduto PW, Yang TJ, Beal K, et al. Estimating survival in patients with lung cancer and brain metastases: an update of the graded prognostic assessment for lung cancer using molecular markers (lung-molGPA). JAMA Oncol, 2017, 3(6): 827-831.

[37] Sperduto PW, Jiang W, Brown PD, et al. Estimating survival in melanoma patients with brain metastases: an update of the graded prognostic assessment for melanoma using molecular markers (melanoma-molGPA). Int J Radiat Oncol Biol Phys, 2017, 99(4): 812-816.

[38] Ayala-Peacock DN, Peiffer AM, Lucas JT, et al. A nomogram for predicting distant brain failure in patients treated with gamma knife stereotactic radiosurgery without whole brain radiotherapy. Neuro Oncol, 2014, 16(9): 1283-1288.

[39] Rodrigues G, Zindler J, Warner A, et al. Recursive partitioning analysis for the prediction of stereotactic radiosurgery brain metastases lesion control. Oncologist, 2013, 18(3): 330-335.

[40] Sia J, Paul E, Dally M, et al. Stereotactic radiosurgery for 318 brain metastases in a single Australian centre: the impact of histology and other factors. J Clin Neurosci, 2015, 22(2): 303-307.

[41] Kondziolka D, Parry PV, Lunsford LD, et al. The accuracy of predicting survival in individual patients with cancer. J Neurosurg, 2014, 120(1): 24-30.

[42] Patchell RA, Tibbs PA, Walsh JW, et al. A randomized trial of surgery in the treatment of single metastases to the brain. N Engl J Med, 1990, 322(8): 494-500.

第三章
立体定向脑内病灶活检术

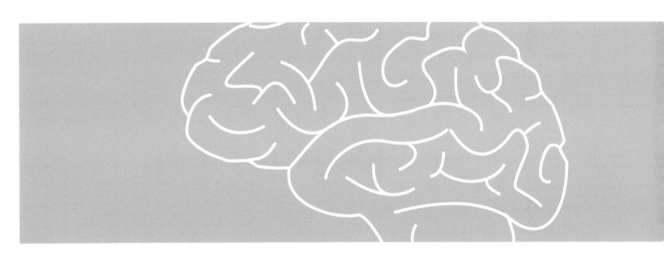

第一节　概述

一、立体定向脑内病灶活检术的意义

明确脑内病灶的组织病理学诊断是临床治疗的基础，也是临床医师决定是否手术以及后续治疗的依据。例如，对于不能切除的脑内病灶活检，若证实为恶性肿瘤，可根据具体病理结果进行放疗或化疗；对脑内多发弥散病灶和影像学上不能提供明确诊断的病灶，脑组织活检明确诊断后可以为后期治疗（放、化疗等内科治疗）提供指导意见。

虽然近年来影像学技术进展迅速，脑内病灶的确诊率明显提高，但仍有很多患者脑内病灶的影像学表现并不典型，特别是早期病变和神经变性性病变，病灶界限不清，影像特征不明显。Alesch教授于1995年比较了195例脑内病灶的术前诊断和术后病理学诊断，发现CT对胶质瘤的诊断符合率仅为33%，误诊率达28%；非肿瘤性病变的诊断符合率为30%，误诊率高达40%。因此，临床仅根据影像学检查决定脑内病灶的病理性质是不可靠的，病理组织学检查仍然是诊断脑内病灶的金标准。

脑深部病灶标本可以通过开颅手术、徒手钻孔穿刺、立体定向穿刺和脑室镜钳取等外科技术获得。前两种方法由于创伤大、定位不准确，在临床实践中已逐步减少应用。CT/MRI引导立体定向活检技术较开颅或徒手穿刺手术优势明显，对体积较小（＜5 mm）、位于脑深部的病灶能够做到精确定位取材。立体定向脑内病灶活检术的灵敏性、精确性和安全性很高，靶点误差＜1.0 mm，特别适合脑中线区、脑干、脑重要功能区病变活检。神经外科医师可以在微小创伤下，准确获得脑深部病变组织，从而完成对病灶性质的病理学诊断。Plunkett等统计141例诊断不明确的中枢神经系统病变进行立体定向手术活检的结果，其中57例（40%）避免了不必要的开颅手术。由此可见，立体定向脑内病灶活检术具有十分重要的临床意义，已作为神经外科医师必须重视的诊疗常规。

目前，多数神经外科和放射治疗科医师达成

了统一认识：单纯依靠影像诊断和医师个人经验，对脑内病灶采取开颅探查或无病理诊断的外放射治疗是缺乏循证医学证据的。对于颅内诊断不明确的病灶（特别是脑深部或功能区病灶），应当首选立体定向活检确定病理诊断，再制订下一步的治疗方案。

二、立体定向脑内病灶活检术的历史及现状

立体定向手术自1947年由Spiegel和Wycis首先应用于人脑内结构定位以来，其后十多年间，主要治疗对象是锥体外系疾病和精神疾病患者。直到20世纪50年代末期和60年代初，才由Mundinger等人用于脑内病灶活检。在该技术发展的早期阶段，主要是应用普通X线摄片来定位。由于脑组织在X线片上不显影，对脑内病变靶点的定位仅能依靠脑内的生理性钙化点、骨性结构以及气脑造影或脑血管造影所见的脑室、血管受压变形或移位情况，来间接推断其病变位置与大小，导致活检靶点定位误差很大，活检阳性率低。没有影像引导的脑内病灶盲目性穿刺活检常引起活检区脑组织损伤、脑出血等严重并发症，制约了立体定向脑内病灶活检术的发展与临床应用。

20世纪60年代以来，随着计算机技术的进步，先进的神经影像学技术使得脑内病灶定位达到了解剖学可视化，从而推动了立体定向脑内病灶活检术的迅速发展。1972年，Haunsfield设计制造了首台头颅CT扫描机，可将颅内不同组织的X线吸收值转化成数字信号，并用大量不同密度点（像素）以灰阶形式显示。这些像素信号经计算机加工处理，重建出断层扫描组织结构图像。CT扫描除了可以把颅腔内普通X线片不能显示的结构（脑叶、脑室、病变实体或囊肿等）以不同密度显示出来，还可以将这些颅内结构与颅骨表面定位点之间的空间位置关系以几何模型方式描述出来，从而奠定了CT图像引导脑内病灶定位的基础，实现了X线诊断术的一次革命。1976年，Bergstorm首先

将 CT 应用于立体定向手术的影像定位。1979 年，Brown 设计出 CT 适配器，促使各类型的立体定向仪适配器相继出现。20 世纪 80 年代以来，CT 引导立体定向手术已成为颅内深部或一些疑难病例术前活检定性最重要的手段。1989 年，Tsatsum 提出在 CT 定位下先钻一个颅孔，再用超声引导进行脑深部病变直接活检术。同年，Thomas 报告了 300 例 CT 引导立体定向脑活检的经验，使颅内病变的诊断率获得了显著提高。同期各种立体定向框架和活检取材器械也得到显著改进，出现了各种各样的新型立体定向框架和闭合式活检针。配合 CT 图像引导，能将活检针安全送达颅内任何部位，明显提高了活检阳性率，减少了并发症。

20 世纪 80 年代初，MRI 出现，其高清晰成像的特点使得颅内解剖结构与病变组织特征（实体或囊性）得以精确分层次、三维立体无创显示；既可准确定位靶点，又能识别病灶周围血管神经等重要结构，保证了手术的准确性和安全性。随着 MRI 成像方法的出现，技术上很快就完成了立体定向仪和 MRI 扫描机的适配，使得 MRI 能与立体定向仪结合成一体，促使了立体定向脑内病灶活检术的进一步发展。1986 年，Themas 在 MRI 引导下完成了脑干肿瘤的立体定向活检。MRI 引导立体定向活检较 CT 引导技术更具有优势：①影像对比明显，没有颅后窝骨性伪影；②可发现 CT 扫描不易显示的脑内小病变；③同时显示病灶周围脑血管结构，可以多方位（冠轴矢）三维显示病灶；④ MRI 定位框架形成的伪影较 CT 框架小。在均一性线性磁场梯度、无金属异物干扰的情况下，MRI 引导立体定向活检更加准确。1989 年，Fontainel 报道了 100 例 MRI 引导立体定向活检，精确度高于 CT 引导；未出现手术后死亡病例，并发症发生率低于 CT 引导立体定向活检。

20 世纪 90 年代后，随着医学影像学方法的进步，临床上又完成了立体定向仪与 DSA、PET 的适配，发展了氢质子磁共振波谱成像（1H-MRS）引导的脑组织活检、PET 引导的脑组织活检、DSA 引导的脑组织活检、磁共振血管成像（magnetic resonance angiography，MRA）引导的脑组织活检。这些进展极大地丰富了脑内病灶活检术的内涵。

计算机图像后处理技术的不断发展，使得立体定向脑内病灶活检方法学也日臻完善。过去，多数立体定向操作系统只能对靶点坐标进行精确计算，而穿刺入颅点和路径需要依靠手术医师的个人经验确定，并且不具备可视性。计算机辅助立体定向神经外科手术（computer assisted stereotactic neurosurgery，CASN）计划系统的开发使定向活检规划自动化。该计划系统对脑内病灶的定位精确，图像显示清晰，反映病灶与周围脑结构受压变形、移位关系更真实直观，可精确测算靶点、设计路径，使得活检手术的方案更趋合理和科学。现代计算机仿真技术的发展，可以在活检手术前对所采集的影像资料进行三维重建，对穿刺路径的每个断层映射点和周围结构关系进行清晰显示。穿刺手术前，术者可以在计算机屏幕上虚拟演示已选择的穿刺路径，图像叠加技术可使术者了解穿刺针经过颅内每个层面的具体位置，避开脑室、侧裂、静脉窦等重要结构，防止穿刺副损伤。手术路径"三维立体"可视性规划也能让术者更好地设计取材轴位：设计穿刺针从病灶的长轴穿过；通过调整穿刺深度，能够完成"病灶周边—病灶中心—对侧周边"的取材方式，有助于提高活检的病理阳性率。1995 年，Arthur 报道了 197 例计算机辅助立体定向活检，尽管大部分活检取材位置是松果体区和脑干，但病死率为 0，出血率为 2%，而活检阳性率达到 98.5%。

最近发展的机器人辅助立体定向脑内病灶活检实现了无框架手术过程，不但使患者免除了传统框架定位的痛苦和束缚，而且简化了手术操作步骤，还能够从不同方向对目标（病灶）穿刺的轨迹进行规划，从而克服了传统框架对穿刺路径阻挡的局限性。靶点选择直接映射了智能机械臂的方向位置，通过建立三维结构的图像模型，术者在计算机屏幕上可观察不同颜色显示的脑内各种解剖结构，从脑的三维模型上选择穿刺针插至靶点的最佳直线轨迹，并可观察手术入路可能对脑重要结构的影响，从不同角度对预行手术操作结果进行虚拟演示。无框架定向活检较传统有框架定向活检的优点有：①无须上框架，儿童、昏迷不配合、有颅骨缺损或头皮感染者尤其适合；②减轻患者痛苦，减少手术操作时间；③图像三维建模，可以通过冠轴矢位、三维立体地观察病灶；④屏幕直接选取靶点，靶点直接映射智能机械臂方位，无须测量计算坐标值；⑤可规划最佳穿刺路径和入颅点（如选择病灶长轴，避开重要血管和神经结构等）；⑥手术操作结果虚拟演示；⑦直接精确计算病灶体积；

⑧对于颅后窝（小脑和脑干）病灶穿刺，没有框架阻挡，无手术死角，操作便利；⑨可以灵活辅助脑室镜进行脑室内病灶的定位。2002 年，Dorward 对比了无框架与有框架定向活检两组病例的结果，发现无框架定向活检的患者痛苦小，手术与麻醉时间明显缩短，并发症发生率和住院费用明显降低，其病死率＜1%，并发症发生率为 3%～4%，活检阳性率＞95%。2006 年，Jain 比较了无框架与有框架立体定向和超声引导脑活检效果，发现无框架立体定向活检的组织学诊断正确率为 87%，有框架立体定向活检诊断的正确率为 84.21%，超声引导活检的正确率为 80%。

随着显微超声探头制造工艺的发展，有学者尝试将彩色超声血管成像技术引进立体定向脑活检手术，以减少活检穿刺出血的发生。2005 年，Hertel 等在 153 例脑内病灶框架立体定向活检穿刺过程中，用直径 1 mm（DWL）16 MHz 的显微超声多普勒探头检测血管信号，综合结果显示：63% 的病例未在穿刺路径上检测到血管，14% 的病例检测到动脉血管，23% 的病例检测到静脉血管；对于检测到血管信号的病例，采取更换活检位点以规避出血并发症；只有 1 例（0.6%）黑色素瘤患者多普勒未检测到血流，活检后出血。活检获得病理诊断的阳性率为 98%，活检相关死亡率为 0。为防止活检损伤颅内血管，国外一些中心还同时施行立体定向数字减影血管造影术（stereotactic DSA）。1984 年，Kelly 将血管造影与 CT 扫描两种定位图像进行计算机融合，为选择靶点和穿刺轨迹提供了更多的帮助。一般认为，有下列情况时应当行立体定向血管造影检查：①病灶有血管性病变的可能；②病变毗邻有重要血管结构，如松果体、鞍区病灶；③病灶包绕重要血管或位于血管丛中。1999 年，Barnett 等采用无创性立体定向磁共振血管造影（stereotactic MRA）代替 DSA；但 MRA 有终末级血管显影不佳的缺点，且病灶有出血时会影响显影的质量。近年来，许多中心还采用 PET、磁源性成像（magnetic source imaging，MSI）、功能性磁共振成像（functional MRI，fMRI）和术中磁共振实时成像（intraoperative MRI，iMRI）等用于立体定向活检的影像定位。

三、立体定向脑内病灶活检术的发展前景

用先进医学影像技术引导的（有框架或无框架）立体定向脑深部病变活检，是明确脑深部病变组织病理学诊断的安全、有效的方法。由于立体定向三维靶点定位的误差范围在 1.0 mm 以内，故对 5 mm 以上病变均可进行活检。影像引导的立体定向活检手术既可以补充影像技术对病变定性诊断的不足，又避免了开颅手术可能导致的神经功能损害。这种方法定位准确，创伤小，安全可靠，并发症少，患者痛苦小，医疗费用较低。它不仅可提供可靠的病理学依据，达到定性诊断的目的，还可同时结合立体定向放射外科治疗（如伽玛刀、射波刀、X 刀等）及肿瘤间质内放疗等，拓展了不能开颅手术的恶性肿瘤病例的综合治疗方法，加强了个体化、针对性治疗，目前已经成为神经内、外科医师诊断颅内病变和指导治疗的必要手段。

多数脑胶质瘤或转移瘤含有丰富的毛细血管网，故活检取材的瘤内小血管破裂出血也是难免的。应采取多种预防出血的措施并加强活检后观察，CT 动态追踪是积极有效的方法。今后，利用计算机图像融合技术，将活检靶点的空间位置解剖图像与血管造影图像做精确的"一对一"融合，并呈"三维模拟"显示，引导术者在术前选择穿刺路径时避开重要血管、神经结构，减少出血并发症，这将是立体定向脑内病灶活检术的一个发展方向。

目前，立体定向活检图像引导方法（CT、MRI）多是对解剖学空间位置的定位。当一些早期病变与正常脑组织界限不清或其密度与软化、水肿难以区分时，病灶的界定和靶点的选取还多依赖手术医师的个人经验，存在着不同医师的主观认识差异。未来，随着先进医学影像技术的发展，将有助于解决这一难题。这些相关技术包括：MRI 功能成像技术（功能区定位、弥散张量神经传导束成像等）、MRS、PET-CT、PET-MRI 彩色超声数据采集三维成像导航技术。如何将这些生化、功能成像技术应用于确立脑内病灶靶点、界定病灶范围，将是今后立体定向活检的另一个发展方向。

（凌至培　梁树峰）

第二节　立体定向脑内病灶活检术操作流程

一、适应证和禁忌证

1. 优点

（1）确定病灶的性质，从而决定后续治疗是行开颅手术还是放疗或化疗。

（2）帮助制订手术计划，如病灶切除范围等。

（3）对特殊感染、脱髓鞘疾病、获得性免疫缺陷综合征等，帮助制订特殊的治疗计划。

（4）确定颅内多发性肿瘤是否为多源性。

（5）活检同时可协助疾病治疗等。

2. 适应证

立体定向活检能够明确肿瘤的性质和病理分级，同时对全身性疾病或神经内科疾病在脑内形成的病灶作排除诊断。

（1）颅内各部位（大脑、胼胝体、基底节、脑干、小脑等）病变性质不明确。

（2）颅内多发病灶，不能明确病理性质。

（3）开颅手术风险大且性质不能明确的肿瘤。

（4）疑为病毒性脑炎或者全身病变引起的脑内病灶。

（5）患者体质差，不能耐受开颅手术，欲明确肿瘤性质，决定化疗或放疗方案，或者采取肿瘤内放疗。

（6）脑内病灶需要鉴别是炎性病灶、原发性肿瘤或者转移性肿瘤。

（7）怀疑是放疗敏感的肿瘤（生殖细胞瘤、淋巴瘤等），需要放疗前证实诊断。

（8）准备接受放射外科、间质内放疗的病变，需得到病理学证实。

（9）脑肿瘤复发与放射性坏死需作鉴别诊断。

3. 禁忌证

（1）年龄＜2岁，颅骨骨板菲薄（＜3 mm），无法固定定向仪框架（目前无框架机器人系统可以替代）。

（2）严重出、凝血功能障碍者。

（3）低位脑干延髓内弥散性病灶。

（4）疑为血管性病变或血液供应丰富的病灶（动静脉畸形、动脉瘤、血管网织细胞瘤），活检易发生严重出血。

（5）疑为细菌性炎症、脓肿或寄生虫，病变可以通过活检扩散者。

（6）CT/MRI 影像学检查不能明确显示目标者。

（7）手术部位头皮局部感染者。

二、手术方法和步骤

1. 术前准备

（1）血常规、血小板、凝血功能和免疫学检查。

（2）术晨禁食水，术区剃头或者灭菌溶液洗头，局部剃发。

（3）术前肌内注射苯巴比妥。

2. 麻醉与体位

（1）一般采用局部麻醉，小儿及不配合的患者可加用基础麻醉或全身麻醉。

（2）病情许可时一般采用坐位，也可根据脑内病变活检部位决定患者的体位。额叶及基底节病变活检采取仰卧位，顶叶、颞叶病变活检采取半坐位，枕叶及小脑病变活检采取侧卧或俯卧位，鞍区病变经鼻腔活检采取平卧仰头位。

3. 有框架立体定向手术步骤

（1）安装框架：患者头部应置于立体定向仪框架（或基环）的中心，局部麻醉后固定框架。安装框架时，尽量保证靶点位于框架的中心原点周围，并设法将固定钉置于靶点平面的上方或下方，避免在同一个层面造成影像定位伪影。

（2）扫描定位靶点：将定位板（或定位环）置于框架（或基环），进行 CT/MRI 扫描定位。为使病灶显示清晰，可采用增强扫描方式。在 CT/MRI 定位片上确定穿刺靶点，将定位片上的二维数据转换成三维坐标值，并据此安装好定向仪导向装置。

（3）钻透颅骨：单纯病变活检可不用切开头

皮，仅用细小颅钻（直径2 mm）在钻套保护下直接钻透颅骨内板。钻颅的部位根据病变部位而定。病变在额叶、鞍区，一般采用冠状缝前、矢状缝旁开3 cm处钻孔。松果体区、顶叶、颞叶、枕叶病变，多采用顶骨结节处钻孔。脑干病变若选用前额入路，在冠状缝后1～2 cm、中线旁3 cm处钻孔，以保证穿刺路径与脑干纵轴平行；若选用颅后窝经小脑入路，则在枕外粗隆下3～5 cm、中线旁5 cm钻颅。

（4）选择活检器械：根据病变情况，可选用各种活检穿刺器械。

（5）穿刺靶点：结合影像学确定穿刺活检靶点。刺透或切开硬脑膜，将立体定向活检针或立体定向活检钳深入至靶点。

（6）取病变组织：由于肿瘤中心可能是坏死组织，故活检时不应只选择病变的中心，应穿刺病灶适当部位，留取2或3块病变组织，以提高诊断准确率。具体操作时，可将活检针经导向器深入至病变内5 mm处采取组织，然后每深入3～5 mm采取一块组织。穿刺及采集病变组织时，进针要缓慢、轻柔；退出活检针时，若阻力明显，应缓缓放开活检组织，不可用力撕拉，以免伤及重要结构。

（7）闭合创口：取下立体定向仪，缝合，包扎头皮小切口。

4. 无框架立体定向手术步骤

（1）扫描定标：手术当日贴标记点（markers），行CT/MRI扫描。

（2）手术规划：图像经通讯网络或磁盘输入无框架手术系统计算机，选定靶点并做好穿刺路径规划。

（3）注册锁定：手术室内用塑形枕固定患者头部，施用机械臂注册并锁定进针方向。

（4）手术操作：术者按常规定向手术方法进行穿刺、取材等操作。

三、手术注意事项

1. 穿刺路径选择　穿刺路径的选择主要依据病变的部位和体积，此外还应注意以下几点。

（1）脑表面静脉网纵横交错，穿刺要避开主要血管走行部位，在MRI定位下选择脑回作为穿刺点，而不是脑沟（血管走行区）。

（2）避开脑皮质的主要功能区，一般入颅点应在颅骨投影的矢状缝旁2 cm前后连线上或在额前部、顶结节部；颅后窝入颅点应选在背正中线两外侧各2.5 cm范围内。

（3）硬脑膜要用尖针芯刺破，避免用钝针头将硬膜向颅内推开造成硬膜外血肿。具体操作时，当套管针抵到硬膜后，撤出圆头针芯以验证有无硬膜外出血涌出。如有出血，可以注入凝血酶止血；如没有出血，则换入尖针芯穿透硬膜，然后再换圆头针芯继续深入。

（4）从皮质进入瘤区前，导向器要用圆头针芯分离通道，以防锐器刺破通道上血管引起出血。

（5）尽量避免穿刺通道经过脑室系统，防止脑脊液流失导致的靶点移位或病灶扩散。

（6）病灶扫描增强的程度常能说明血管是否丰富。要掌握重要浅、深部静脉的空间结构关系，特别要注意侧裂血管、大脑大静脉、大脑内静脉等。

一般而言，病变的中心部位常为坏死组织，此处取标本虽然安全，但难以做出正确的病理诊断。活检取材的标本应包括病变周边的强化部分，此处取材阳性率高，但出血概率也明显增大。手术医师应当清楚地知道病变周边取材的危险性，做好局部止血的准备，必要时需开颅手术清除血肿。

2. 影响病灶定位精度的因素

（1）影像学因素：靶点定位的精度通常与影像的矩阵（matrix）有关。目前常用CT机的矩阵为512×512，已能够满足立体定向活检手术精度的要求；新型CT机矩阵达1024×1024，靶点精度显示更佳。目前的大多数立体定向仪采用直角坐标定位原则。在CT定位图像中，扫描的层厚对Z坐标精度有影响，而X、Y坐标的精度误差与像素（pixel）大小有关。先进的CT、MRI设备能够保证定位精度在0.5 mm之内。

（2）活检器械因素：活检器械包括活检针、活检套管、活检钳等，其加工精度直接影响穿刺靶点的精度。随着机械加工技术的提高，活检器械已相当精致，其误差也在0.5 mm以内。

（3）病变性质因素：病变体积较小、组织较为硬韧，穿刺时可能造成移位。病变突入脑室时，也会使实际穿刺活检落空。此时，立体定向活检要考虑应用特殊的活检器械，也可在内镜直视下活检。

3. 术中操作要点

（1）穿刺针进入的脑皮质点应避开重要功能区（如中央前回）。

（2）穿刺针至活检靶点的路径上不应造成脑深部重要结构损害。

（3）穿刺针从皮质到活检靶点的距离应尽可能短。

（4）Backlund 活检针外径 2.1 mm，其针芯尖端有长 10 mm 螺旋钢丝，用于采取病理标本。采取的病变标本应当包括三部分：CT/MR 显示增强病灶的外周组织、扫描增强的病灶和病灶的中心。

（5）注意观察患者的意识、精神状态、语言、瞳孔、深浅反射、肌肉张力等变化，以便尽早发现神经损害症状，及时调整活检针的方向或深度。

4. 术后处理

（1）注意观察患者的意识及生命体征变化。

（2）常规应用止血剂和抗生素。

（3）术后常规进行头颅 CT 扫描。

（4）术后发生脑水肿时，应用甘露醇、激素对症治疗。

（5）颅内感染偶有发生，可有针对性地选择抗生素予以控制。

四、如何提高活检阳性率

立体定向活检术取样小是确定诊断的不利因素。标本 < 1 mm^3 时，对于确定同性质肿瘤（如星形细胞瘤、少枝胶质细胞瘤等）并不困难；但对于确定不同组织成分的肿瘤（如颅咽管瘤、畸胎瘤、转移癌等），则很容易误诊。为了提高脑内病变活检的阳性率，术者和病理科医师应注意下述原则。

1. 手术操作的注意原则

（1）术者与病理科医师密切合作，及时通告患者的临床情况（年龄、病程、体征）、影像学结果（包括 CT、MRI、血管造影）和术中所见（肿瘤囊性、实性、坏死、钙化等）。

（2）根据病变体积，沿穿刺道尽量多采取组织标本。对于大脑半球的较大病变，每个病灶可采取 2 ~ 10 块标本（通常 3 ~ 6 块），每块标本长 3 ~ 10 mm（用螺旋活检针）或 1 ~ 4 mm（用直径 0.8 ~ 1.2 mm 的活检钳）。对于重要功能区的病变，虽然无法留取很多标本，但根据影像学检查能够选准靶点并有针对性地取材，可以用细针抽吸的方法。取标本时，注意不能只取病灶中心的坏死区。

（3）活检标本取材要包括病变的外周、边缘和中心，最好能够贯通病变。术者可将取材部位标记在 CT/MRI 片上，供神经病理医师确定组织学诊断时参考。

（4）微型活检钳取材很小，其优点为不会造成正常解剖结构推移。对于质地较软的病变，抽吸方法留取标本效果也较好。手术是将一根外径 1.9 mm 的尖锐穿刺针插入瘤内，穿刺针的末端接 2 ml 注射器抽吸。

（5）术中快速病理检查不能做出诊断时，应及时更换穿刺靶点。特殊病变的取材需做相应的病理检查。

（6）囊性病变除留取囊壁外，抽出的囊液也要进行细胞学检查。

2. 病理标本处理的注意原则

（1）神经病理医师必须熟悉立体定向活检取材的微小标本检查技术，方能及时做出正确的诊断。

（2）在有条件的单位，快速病理检查室可设在手术室内；至少应邻近手术室，以利于及时检查和反复核实。

（3）中枢神经系统病理学分类可按照世界卫生组织（WHO）的标准。肿瘤的分级标准对于选择治疗方法如手术、放疗、化疗，具有重要的意义。

（4）病理检查的常规技术包括冰冻切片、快速涂片和石蜡包埋。术中病理检查除可用冰冻切片技术外，目前也常采用快速涂片技术。将数块活检标本置于玻片上，轻轻涂布并加压，美蓝染色（Loeffier 法）2 分钟，然后在显微镜下观察，并可照相留底片。目前，石蜡包埋作为常规病理检查手段，结果最可靠。此外，根据病变情况，亦可对所取标本进行特殊包埋，供超薄切片和电镜检查。

（5）基于上述方法获得的病理诊断可分为两类。一类是快速病理检查，通过冰冻切片或涂片，使术者及时得到病理诊断，为下一个手术步骤（如脑肿瘤内放疗）提供依据，但此种方法有时对肿瘤的分类较困难；另一类是普通病理检查，将取出的标本立即放入10%福尔马林液中固定，留作常规石蜡切片，以便获得准确的病理诊断，指导日后临床治疗。有时术中快速病理诊断难以确定时，可在靶点区置入一个小银片（用半个银夹折叠而成），待术后普通病理检查确定为肿瘤后，再依此靶点标记进行放射治疗。

五、颅内出血并发症的防治

1. 颅内出血发生率　颅内出血是立体定向活检的严重并发症，发生率为0.5%～3%。Kelly于1991年报告立体定向活检131例，出血率为3.6%；1996年，国内刘宗惠、田增民等分别报告立体定向活检241例和1000例，出血率分别为1.24%和0.6%。文献中报告立体定向活检的死亡率和致残率为0%～24%。Mundinger报告立体定向活检1551例脑瘤中，活检部位出血21例（1.3%），无死亡与严重并发症。Bernstein等报告300例立体定向活检中严重并发症（死亡和严重致残）的发生率为3.0%，轻微并发症的发生率为3.3%，总发生率为6.3%。

2. 颅内出血种类　颅内出血种类涉及穿刺道的各部位，包括硬膜外血肿、硬膜下血肿、脑实质内血肿、脑室内出血等。出血的原因包括：一是穿刺道出血，因活检穿刺本身带有一定的盲目性，即使选入颅点时尽可能避开皮质静脉走行部位，但遇有走行异常或因某因素存在静脉多分支者也难以判断，而脑深部的一些小血管则无法避开，穿刺损伤后引起出血；二是取材点出血，恶性肿瘤生长快，多含有丰富的新生毛细血管网和异常的血管结构，活检时可能损伤瘤内的血管而引起出血。

3. 定向立体活检出血的预防

（1）术前依据影像学检查，充分估计脑内病变的血液供应情况，根据影像学检查判断肿瘤是否易于出血；对易于出血病灶，采用侧方开口双套活检针较弹簧活检针更为适合。选择穿刺道时尽量避开皮质血管。活检过程中操作轻柔，遇有阻力时要反复旋转方向，慢速进退针，不要用力过猛，避免损伤脑组织和撕破血管，必要时改换穿刺点

或活检靶点。

（2）选择穿刺点和穿刺道时应避开颅内重要血管。由于脑组织是富有血管的组织，在脑表面有许多回流静脉网纵横交错走行，且穿入点既小又深在，无法用肉眼看到。因此，确定入颅通道时要注意避开脑表面主要血管的走行部位和脑皮质的主要功能区。一般入颅通道点应在颅骨投影的矢状缝旁2 cm的前后连线上或在额前部、顶结节部；颅后窝入颅通道应选在枕部正中线两外侧各2.5 cm范围内，这样造成脑表面血管损伤、颅内出血的机会较少。

（3）调整好细颅钻钻骨孔的深度，防止固定架滑脱使长钻头刺入脑内过深。

（4）刺破硬脑膜要用尖头穿刺针，避免用钝器将硬膜向颅内推开而造成硬膜外血肿。针尖到达硬膜外时撤出针芯，验证是否有硬膜外出血。从皮质到病变靶区时，穿刺针要钝性分离通道，以防锐器刺破通道上的血管引起出血。

（5）应用头端圆钝的穿刺针继续通过脑组织，直至靶点。

4. 定向立体活检出血的处理

（1）术中发现穿刺针尾部有动脉血或静脉血涌出时，应立刻停止移动穿刺针，外套管可暂不退出，以便向外引流血液，避免形成脑内血肿（进入蛛网膜下腔可引起癫痫发作）。较小的出血一般可以自凝，局部可以注入止血药如凝血酶、立止血等，也可以将细条状明胶海绵从外套管内送至出血点压迫止血。一般经上述处理，均可在短时间内达到止血目的。活检区少量出血（3～5 ml）无须特殊治疗，一般术后3～5天就能自行吸收。为防止术后出血或水肿加重引起脑疝，活检后48 h内应进行生命体征监测并行CT复查；一旦发现血肿形成，应立刻行开颅或立体定向手术清除血肿。

（2）出血量较多时，可应用凝血酶500～1000 U（溶于2～5 ml注射用水）直接经穿刺针注入，常可即时达到止血效果。确认无活动性出血后拔出穿刺针，更换穿刺靶点，不得再于该处采取标本。对于瘤床多量的出血，即使置入少许明胶海绵仍难以压迫止血时，不能排除血肿增大的可能，尤其是深部病变。采用经穿刺针反复用等渗盐水冲洗后观察，一般能止血，但术后需要及时进行CT

复查。术中出血难以止住时，可行立体定向引导神经内镜进入靶区，直视下电凝止血。

（3）活检完毕后，可应用穿刺针检查穿刺道有无出血。将穿刺针插入活检的最低靶点，取出针芯后缓缓拔针，术者确认有无活动性出血。如果针尾有血液流出，应将穿刺针固定此处，处理同上。由于立体定向手术穿刺具有不可视性，即使采取了上述措施，仍有刺破血管引起较大出血的可能。对怀疑出血的患者应及时进行 CT 复查；若血肿较大且造成脑压迫症状时，要尽早行立体定向或开颅手术清除血肿。

（李志超　于　新）

参考文献

[1] 田增民，王亚明.立体定向脑组织活检技术.北京: 人民军医出版社，2012: 14-88.

[2] 傅先明，牛朝诗. 立体定向和功能性神经外科学. 合肥: 安徽科学技术出版社，2004: 691-704.

[3] 于新，刘宗惠，田增民，等. CT、MRI引导立体定向脑活检术的临床研究.中国神经精神疾病杂志，2001, 27 (5): 352-354.

[4] 张剑宁，程岗，王亚明，等.立体定向活检诊断原发性中枢神经系统淋巴瘤(118例临床及影像学特征).立体定向和功能性神经外科杂志，2012, 25(03): 129-133.

[5] 田增民，赵全军，于新，等.脑立体定向手术5100例临床研究.海军总医院学报，2007, 02: 65-67.

[6] 于新，刘宗惠，田增民，等.脑深部病变立体定向活检方法的临床研究.立体定向和功能性神经外科杂志，1997, 04: 11-15+57-58.

[7] 于新，张剑宁，孙君昭，等.立体定向手术联合伽玛刀治疗颅内病变.立体定向和功能性神经外科杂志，2011, 24(03): 149-152.

[8] 田增民，王亚明，于新，等.立体定向脑内病灶活检的临床意义.中华外科杂志，2010, 19: 1459-1462.

[9] Kracht LW, Miletic H, Busch S, et al. Delineation of brain tumor extent With [11C]L-Methionine positron emission tomography: local comparison with Stereotactic histopathology. Clin Cancer Res, 2004, 10(21): 7163-7170.

[10] Pirotte B, Goldman S, Massager N, et al. Comparison of 18F-FDG and 11C-Methionine for PET-Guidedstereotactic brain biopsy of gliomas. J Nuclear Medicine, 2004, 45(8): 1293-1298.

[11] Pirotte B, Goldman S, Massager N, et al. Combined use of 18F-fluorodeoxyglucose and 11C-Methionine in 45 positron emission tomography-guided stereotactic brain biopsies. J Neurosurg, 2004, 101(3): 476-483.

[12] Shastri-Hurst N, Tsegaye M, Robson DK, et al. Stereotactic brain biopsy: an audit of sampling reliability in a clinical case series.Br J Neurosurg, 2006, 20(4): 222-226.

[13] Jain D, Sharma M C, Sarkar C, et al. Comparative analysis of diagnostic accuracy of different brain biopsy procedures. Neurology India, 2006, 54(4): 394-398.

[14] Kwee SA, Coel MN, Lim J, et al. Combined use of 18F-fluorocholine positron emission tomography and magnetic resonance spectroscopy for brain tumor evaluation. J Neuroimaging, 2004, 14(3): 285-289.

[15] Hertel F, Feiden W, Bettage M, et al. The value of micro-Doppler in stereotactic brain biopsy. Minim Invasive Neurosurg, 2005, 48(3): 165-168.

[16] Hall WA, Truwit CL.1.5T: Spectroscipy-supported brain biopsy. Neurosurg Clin N Am, 2005, 16(1): 165-172.

[17] Samadani U, Judy KD. Stereotactic brainstem biopsy is indicated for the diagnosis of a vast array of brain stem pathology. Stereotact Funct Neurosurg, 2003, 81(1-4): 5-9.

[18] Goncalves-Ferreira AJ, Herculano-Carvalho M, Pimentel J. Stereotactic biopsies of focal brainstem lesions. Surg Neurol, 2003, 60(4): 311-320.

[19] Ulm AJ, Bova FJ, Friedman WA. Stereotactic biopsy aided by a computer graphics workstation: experience with 200 consecutive cases. Surg Neurol, 2001, 56(6): 366-371.

[20] Fontaine D, Dormont D, Hasboun D, et a1. Magnetic resonance-guided stereotactic biopsies: results in 100 consecutive cases. Acta Neurochir (Wien), 2000, 142(3): 249-255.

[21] McGirt MJ, Villavicencio AT, Bulsara KR, et a1. MRI-guided stereotactic biopsy in the diagnosis of glioma: comparison of biopsy and surgical resection specimen. Surg Neurol, 2003, 59(4): 277-282.

[22] Dorward NL, Paleologos TS, Alberti O, et a1. The advantages of frameless stereotactic biopsy over frame-based biopsy. Br J Neurosurg, 2002, 16(2): 110-118.

[23] Hemm S, Vayssiere N, Zanca M, et al. Thallium SPECT- based stereotactic targeting for brain tumor biopsies. A technical note. Stereotact Funct Neurosurg, 2004, 82 (2): 70-76.

[24] Son BC, Kim MC, ChOi BG, et al. Proton magnetic resonance chemical shift imaging(1HCSl)-directed stereotactic biopsy. Acta Neurochir(Wien), 2001, 143(1): 45-49.

第三节 脑干病变的立体定向活检

一、脑干解剖

脑干位于大脑下方中心部位，上部位于天幕之上，与内囊以及丘脑白质纤维相连，下部在颅后窝小脑前方，通过 3 对小脑脚与小脑相连，在枕骨大孔区与脊髓延续。脑干分为中脑、脑桥以及延髓，体积较小，却汇集了几乎所有中枢神经系统传入、传出纤维，同时聚集了大量神经核团，具有重要的神经功能，因此多数情况下，脑干区域无法开展创伤较大的开放式手术。脑干前方为鞍背及斜坡等颅底骨质，后方为大脑、小脑覆盖，位置较深。同时，脑干直接发出 10 对脑神经走行于海绵窦以及颅中、后窝骨孔之中。鉴于脑干周围结构的复杂性，脑干难以像其他脑叶易于暴露及直视下进行显微外科手术。

二、脑干病变立体定向活检的必要性

脑干虽体积较小，但该区域的病变种类却较多，包括肿瘤、血管畸形、感染（脓肿）、出血、梗死、脱髓鞘等。其中脑干肿瘤在儿童患者中比较多见，占儿童颅内肿瘤的 10% ~ 20%。最常见的肿瘤为胶质瘤。

同一类别肿瘤的基因和分子生物学分型种类繁多。影像学的进步使得脑干病变的发现以及定性诊断得到了很大提升，但目前仍有 20% 左右的脑干病变无法完全从影像学上得出精准的病理诊断。尤其是 2016 年 WHO 将基因、分子分类广泛纳入神经系统肿瘤分类后，单纯影像学检查无法获得肿瘤的分子生物学以及基因分型的信息，无法满足目前治疗以及预后判断的需求。同时，感染性疾病的病原学信息也无法通过影像学检查获得。

鉴于脑干功能的重要性以及脑干位置的特殊性，开放式活检或者切除手术因为潜在的致命或者严重神经功能障碍的风险而难以实施，因此临床上需要精准度高、创伤小、安全的活检方式。无框架（机器人）及有框架立体定向技术恰恰具备了以上要求，所以被广泛应用于脑干病变立体定向活检手术中。临床实践证明，脑干区域的立体定向活检手术诊断阳性率高，报道显示在 95% 以上；同时手术创伤轻微，出血以及损伤脑干神经核团的概率相对较低。以前所谓的"手术禁区"现在已经成为立体定向技术的常规实施区域。

三、适应证

多数脑干病变难以依靠影像学检查做出最终诊断，需要通过病变组织活检获得病理诊断。综合目前多数文献报道以及笔者团队的临床经验，脑干病变立体定向活检的适应证如下：

1. 影像学无法明确诊断且持续进展的病变。

2. 临床诊断为脑干肿瘤且无法手术切除时，组织活检明确病理以及基因、分子诊断，指导放疗、化疗以及活检，同时开展间质内放疗。

3. 囊性肿瘤病变在活检的同时可以行囊液抽吸引流、囊腔注射内放疗药物等。

4. 脓肿类疾病脓液引流培养确定病原学诊断，同时可行脓腔冲洗局部用药。

对于可以通过影像学确诊的病变，如梗死、海绵状血管瘤等，鉴于穿刺风险，不宜行脑干活检。

四、手术方式的选择

立体定向活检手术方式分为有框架立体定向活检以及无框架立体定向活检。

有框架立体定向活检是以框架为依托，建立坐标系，通过影像学扫描确定可视靶点，同时设计穿刺路径实施穿刺。目前临床上应用最广泛的是 Leksell 立体定向系统，该系统将直角坐标系和极坐标系完美结合，通过直角坐标系计算出靶点三维坐标，之后将靶点位置契合到极坐标系的球心位置，通过环角、弧角角度参数确定适宜的穿刺路径。该系统具有性能稳定、误差小等优点。同时通过颅骨钉将头架和头颅稳固固定，术中头颅位移不会引起误差。对于多数脑干区域活检，应用该系统进行立体定向活检手术均可以达到手术目的，同时由于框架固定于头颅，术中病变活动不会造成穿刺针移位导致穿刺道损伤，相对安全。目前国内应用的多为国内医疗器械公司改良的仿制 Leksell 立体定向系统。其他应用较少的头架系统包括 CR-W 头架系统和 Fisher 头架系统。

有框架立体定向系统也有自身的局限性。其一，由于框架的遮挡，工作范围受限，特殊路径的穿刺无法完成；其二，对于 2 岁以下儿童、骨质疏松的老人，颅骨钉可能刺破颅骨，造成颅内血肿；其三，经颅后窝穿刺时，由于体位受限，多数需行坐位手术。

无框架立体定向系统包括目前常用的各类机器人以及术中导航系统，其中在国内最早应用于临床的是原海军总医院（现为解放军总医院第六医学中心）与北京航空航天大学（简称北航）开发的机器人系统，其由 5 个自由度关节机械臂和工作站系统组成，其中坐标系为机械臂的角度参数，当时是国际领先的。该系统免去了头架束缚，同时精准度接近 Leksell 有框架立体定向手术系统，无框架遮挡，穿刺路径多样化。之后陆续出现的机器人类型繁多，其中最具代表性的包括原海军总医院（现为解放军总医院第六医学中心）与北航开发的主动臂机器人、ROSA 机器人、NeuroMate® 机器人以及最近国内开发的睿米机器人手术系统。目前应用较多的 Brainlab 导航系统具有导航穿刺功能，也可以应用于脑干活检，只是精准度在 Leksell 系统之下。

有框架和无框架立体定向系统各有优缺点，无框架系统更适合应用于不能耐受头架的儿童以及需要侧卧位手术的患者；有框架系统适合局部麻醉手术，同时适合精准度更高的手术，比如桥延交界区以及延髓区域活检。在临床实践中，可根据医院自身条件以及患者特点做出合适选择。

五、穿刺路径的选择

脑干活检根据病变位置不同可以分为中脑、脑桥以及延髓等位置活检。脑干通过大脑脚与幕上放射冠、内囊白质神经纤维连接，通过上、中、下 3 对小脑脚与小脑相连。脑内穿刺路径选择原则包括：①穿刺路径尽量通过白质纤维并平行于纤维走行方向，如幕上的放射冠白质以及幕下粗大的小脑中脚白质；②避免经过脑池、脑室以及硬膜分隔和蛛网膜间隙；③距靶点最近路径原则，需满足条件①和②后考虑。立体定向手术路径并不强调距离最近的原则，因为平行穿经白质纤维束原则更为重要，即使穿刺路径较长。幕上脑白质放射冠以及幕下 3 对小脑脚为穿刺最佳通路。本文按中脑、脑桥上部病变以及脑桥、延髓病变两部分进行路径设计原则的阐述。

1. 中脑、脑桥上部病变活检路径　位于幕上乃至小脑幕缘水平的中脑、脑桥上部病变，其最佳穿刺路径为经额叶、放射冠、侧脑室旁、内囊至中脑、脑桥路径，入颅点可选在中央前回前方、冠状缝后方（图 3-1）。

此路径特点是穿刺距离较长，全程经脑白质，避开侧裂、脑室、环池，出血概率小，同时避免了取材过程由于脑脊液流失造成的脑组织偏移误差。但由于穿刺距离长，对角度误差耐受能力差，

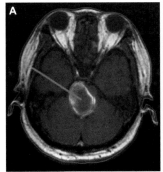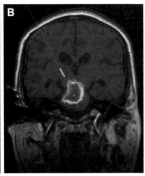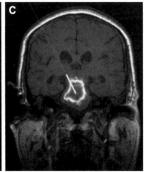

图 3-1　中脑至脑桥病变穿刺路径　立体定向手术路径选择经额叶白质放射冠至内囊，再至中脑、脑桥病灶，穿刺路径全程经过白质纤维，避开脑室系统。A. 穿刺路径轴位观；B，C. 穿刺路径冠位观。

对精准度要求较高。值得注意的是，合并脑室扩张、脑积水的情况下，经脑室旁穿刺可能难以实现，经脑室穿刺相对风险较高，此时可将路径改良，加大中线旁开角度，经脑室旁穿刺对侧脑桥。理论上，这种由中脑下交叉至对侧的脑桥穿刺可有效避开脑室及脑池系统。2005 年，Amundson 报道 6 例经过对侧大脑实质路径穿刺活检幕下脑桥病变，诊断阳性率为 100%，作者认为此路径更直接、安全。然而，大脑脚被脚间窝分割成对称的两部分，故而并不适合这种交叉路径活检。

2. 脑桥、延髓病变活检路径　小脑半球以 3 对小脑脚同脑干相连，尤其是粗大的小脑中脚，为脑桥以及桥延交界区病变活检提供了良好的穿刺路径。对于此区域病变，可采取经侧方小脑、桥臂（小脑中脚）至病变，穿刺路径避开第四脑室（图 3-2）。临床实践证明，此路径对于脑桥以及桥延交界区病变具有较高的安全性。入颅点一般设计在横窦下、乙状窦内侧。应用 Leksell 立体定向系统时，由于弓形架的工作角度，多数需要行坐位手术实施穿刺。对于儿童患者，可选择旋转 90° 上定位头架，从而将手术体位扩展到侧卧位。对于需要实施侧卧位或者俯卧位活检者，多数情况下采用无框架立体定向系统实施手术。鉴于延髓位置属于生命中枢，活检适应证应把握更严；对于必须实施活检患者，其路径选择小脑外侧、桥臂下方至病变，需仔细甄别定位图像组织结构，避开小脑后下动脉。国外有文献报道延髓病变立体定向手术可经额叶穿行放射冠，最后通过内囊、中脑、脑桥继续向下至延髓的路径，理论上是可行的。

六、穿刺靶点的选择

正确选择穿刺靶点是确保活检取材成功的关键。术前通常以 MRI 扫描为图像引导，考虑肿瘤类疾病时一般以增强 MRI 定位扫描时病变增强明显的部位为靶点。囊性肿瘤可以选择囊腔内接近囊壁处作为靶点，这样先进行囊液抽吸，可达到减压作用，待囊壁塌陷后以侧切活检针对距离最近的囊壁实施侧切活检。脓肿类病变以囊腔中心为靶点，以保证抽取足量脓液进行细菌学培养检查。对范围弥散的病变，如弥漫型胶质瘤或者脱髓鞘病变，可以借助 MRI 波谱分析确定靶点。在保证取材准确的前提下，靶点的选择同时要兼顾手术的安全性，尽量在适宜的入颅点和穿刺路径下选择。

七、手术实施

1. 麻醉方式的选择　立体定向活检手术属于微创手术，因此常规可以在局部麻醉下实施手术。局部麻醉手术医疗费用负担轻，患者术后恢复快。另外，脑干区域神经核团密集，在局部麻醉手术穿刺取材过程中，患者可以实时反馈新出现的症状，如脸麻、耳鸣、舌部麻木、口角或肢体抽搐等。这种反馈信息对于术者调整取材位置、方向和保证手术安全性有重要意义。局部麻醉手术尤其适合有框架立体定向手术，因为头架固定头颅，术中患者头部位移不影响手术精准度，同时可以满足特殊体位，如应用手术椅的坐位手术。

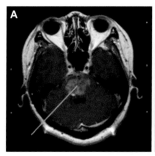 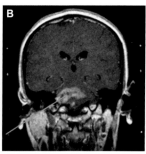 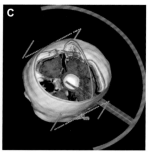

图 3-2　桥脑及以下病变穿刺路径　采取经小脑外侧、桥臂（小脑中脚）至病变的穿刺路径实施活检手术。A. 穿刺路径轴位观；B. 穿刺路径冠位观；C. 穿刺路径三维重建。

适合全身麻醉手术的见于以下几种情况：①儿童以及行为能力受限患者，不能遵医嘱配合手术；②无框架机器人导航手术术中需将头颅通过头架固定于手术床，术中位移影响手术精准度；③手术时间相对较长，活检同时需进行粒子植入等治疗时；④术前患者呼吸功能受限，术中需插管气道支持。

2. 穿刺通道的建立　一般入颅点通过直径3 mm 以内电钻形成微小骨孔，可以满足立体定向活检手术需求，尖针突破硬膜后换钝针实施穿刺。目前国内医院也有通过常规开颅电钻形成直径1 cm 左右的大骨孔，其优势在于可直视下穿刺皮质，降低穿刺道出血风险；缺点在于脑脊液在取材前可能流失过快，脑组织位移后影响手术精准度。解放军总医院第六医学中心在国内最早开展脑干活检手术，经过几十年的临床实践证明，3 mm 小骨孔手术精准度高、安全性好。

3. 靶点取材　一般采用 Sedan 侧开口负压侧切式活检针取材。负压的大小一般从 1 ml 真空开始，淋巴瘤及高级别胶质瘤质地较软，容易因为负压高造成出血；低级别胶质瘤及脱髓鞘病变质地稍韧，可根据取材需求逐步增加负压。取材时需要密切注意患者的呼吸、心率等生命体征变化，靠近延髓的病变取材时可能出现心跳骤停等情况，需要停止取材，改变取材深度以及方向后再次谨慎实施取材。为保证取材安全，术中可采取电生理监测。局部麻醉手术取材较全身麻醉手术安全。局部麻醉手术取材靠近重要神经结构时，患者往往会出现肢体麻痹及脑神经麻痹等症状，此时同样需要调整取材位置及方向。取材量以满足诊断需求为主，为避免出血，不宜反复过多取材。

八、诊断阳性率及病种分布

脑干位置深、体积小，对于活检手术的精准度要求较高。同时，脑干位于脑中心偏下方，基本在立体定向系统坐标系的中央位置，因此多数情况下，脑干属于开放手术禁区；而对于立体定向手术来说，它是个常规手术区域。合理设计靶点及穿刺路径后，活检的系统误差相对较小，一般有框架系统误差在 1 mm 以内，无框架机器人系统误差也基本接近该水平。

临床中，脑干活检诊断的阳性率非常高。笔者于 2012 年回顾总结了 68 例脑干病变的立体定向活检情况，其诊断的阳性率为 94.12%。目前多数文献报道诊断的阳性率均在 94% 以上。报道的脑干病变病种分布中，第一位为胶质瘤（最常见于脑桥），其中最常见的为脑桥弥漫性胶质瘤，其次为间变性星形细胞瘤。近年来，基因分型被引入脑胶质瘤分类，脑干胶质瘤中具 H3K27M 特征的弥漫中线胶质瘤占比最高。脑干病种分布中报道的第二位为原发于中枢神经系统的弥漫大 B 细胞淋巴瘤。

九、手术的安全性

脑干立体定向活检手术主要的并发症为出血。出血可能部位有入颅点皮质出血、穿刺道出血、靶点出血等。脑干立体定向活检手术发生出血的概率在 5% 以内，与颅内其他部位接近。脑干通过内囊、白质纤维放射冠与大脑皮质相连，同时通过粗大的小脑中脚与小脑相连，沿这些白质纤维走行路径穿刺出血的概率较小。

脑干立体定向活检手术的其他并发症包括肢体运动、感觉障碍，以及面神经、外展神经、动眼神经核团麻痹症状等，其中最为严重的情况为短暂性心跳、呼吸骤停，一般出现在靠近延髓病变取材时，发生率很低，一般停止手术操作后可很快恢复。

术前仔细甄别神经核团位置以及术中实施电生理监测可降低并发症的发生率。国外有报道脑干活检取材前应用术中电刺激来甄别靶点是否位于神经核团附近，其装置是可插入侧切活检针的电刺激器，通过活检针侧开口进行电刺激来确定靶点的安全性。对于肿瘤病变，一般靶点位于瘤内，术中电刺激意义不大；对于脱髓鞘、感染等非肿瘤病变，术中电刺激可能对靶点的确认、调整有重要意义。

目前文献报道，脑干活检手术出血及神经功能缺失等并发症的总体发生率在 5% 以下，结合笔者团队总结的临床数据来看，脑干立体定向活检是具有较高安全性的手术。

十、典型病例

病例 1：经幕上额叶白质放射冠，至内囊、中脑、脑桥病变取材

患者，女性，69 岁；主诉：左侧肢体无力进行性加重 20 天；查体：左侧肢体肌力 3 级，右侧肢体肌力 5 级。院前 MRI 提示右侧中脑至脑桥病变，可均匀增强 PET 呈高摄取表现。采用局部麻醉有框架立体定向脑干病变活检术，最终确诊为原发于中枢神经系统的弥漫大 B 细胞淋巴瘤（图 3-3 ）。

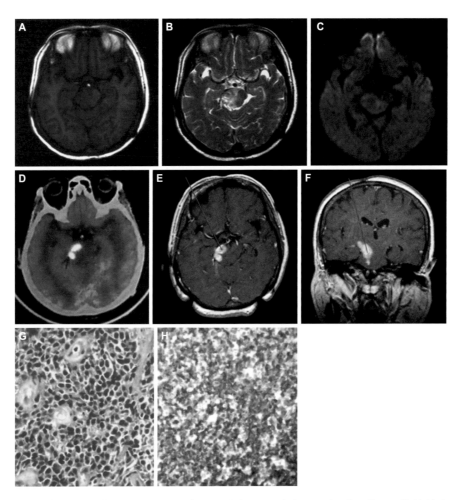

图 3-3　病例 1 相关影像及病理检查　病变位于中脑至脑桥，呈稍长 T1 (A)、等 T2 信号特征，轴位水肿明显 (B)，DWI 呈稍高信号 (C)，病灶 PET 呈高摄取 (D)，轴位 (E) 和冠位 (F) 观展示靶点及穿刺路径，经过额叶、放射冠、内囊，避开脑室系统至中脑靶点。术后 HE 染色提示细胞密集、体积较大，细胞核疏松、深染，核分裂象多见，呈血管周浸润 (G)，CD20 染色强阳性 (H)，确诊为原发于中枢神系统的弥漫大 B 细胞淋巴瘤。

病例 2：经小脑外侧通过小脑中脚至脑桥病变取材

患者，女性，42 岁；主诉：间断头晕、恶心 3 个月，间断左侧耳鸣 2 周；查体：左侧低频耳鸣，右侧躯体感觉减退。MRI 提示脑桥弥漫病变，最终通过有框架立体定向脑干病变活检术以及免疫组化病理检查，确诊为弥漫星形细胞瘤（WHO Ⅱ级），其中 H3K27M 检查呈阴性，同弥漫中线胶质瘤得以区分（图 3-4 ）。

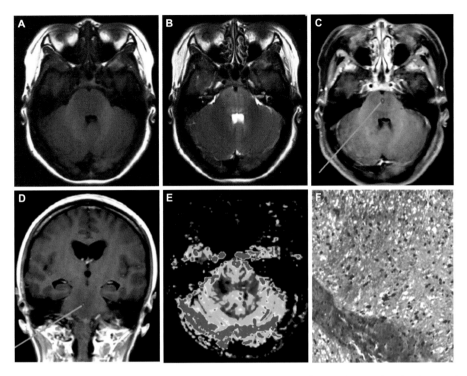

图3-4　病例2相关影像及病理检查　病变位于脑桥，弥漫浸润分布，呈长T1（A）、长T2（B）信号特征，增强扫描（C，D）未见病变增强，病灶呈等、低灌注（E）。轴位（C）和冠位（D）展示靶点及穿刺路径，经过小脑外侧、小脑中脚至脑桥靶点。术后HE染色（F）提示胶质细胞增生并具有异型性，结合免疫组化最终确诊为弥漫星形细胞瘤（WHO Ⅱ级）。

（王洪伟　王　鹏）

参考文献

[1] 王洪伟, 张剑宁, 王亚明, 等.立体定向脑干病变活检68例临床分析.立体定向和功能性神经外科杂志, 2012, 25(05): 270-272+279.

[2] 王亚明, 于新, 李志超, 等.三维可视化图像引导立体定位脑干及松果体区病灶活检术的研究.中华神经外科杂志, 2015, 31(02): 119-123.

[3] 田增民, 赵全军, 于新, 等.脑立体定向手术5100例临床研究.海军总医院学报, 2007, 02: 65-67.

[4] 于新, 刘宗惠, 李士月, 等.立体定向脑内病变活检方法临床研究.医学研究通讯, 2005, 01: 29-30.

[5] 田增民, 王亚明, 于新, 等.立体定向脑内病灶活检的临床意义.中华外科杂志, 2010, 19: 1459-1462.

[6] Peciu-Florianu I, Legrand V, Monfilliette-Djelad A, et al. Frameless robot-assisted stereotactic biopsies for lesions of the brainstem-a series of 103 consecutive biopsies. J Neurooncol, 2022, 157(1): 109-119.

[7] Gupta M, Chan TM, Santiago-Dieppa DR, et al. Robot-assisted stereotactic biopsy of pediatric brainstem and thalamic lesions. J Neurosurg Pediatr, 2020, 27(3): 317-324.

[8] Akay A, Ilekel S. MRI-guided frame-based stereotactic brainstem biopsy procedure: A single-center experience. Neurocirugía (English Edition), 2019, 30(4): 167-172.

[9] Jung IH, Chang KW, Park SH, et al. Stereotactic biopsy for adult brainstem lesions: A surgical approach and its diagnostic value according to the 2016 World Health Organization Classification. Cancer Med, 2021, 10(21): 7514-7524.

[10] Hirano Y, Shinya Y, Aono T, et al.The Role of stereotactic frame-based biopsy for brainstem tumors in the era of molecular-based diagnosis and treatment decisions. Curr Oncol, 2022, 29(7): 4558-4565.

[11] Jaradat A, Nowacki A, Fichtner J, et al.Stereotactic biopsies of brainstem lesions: which approach? Acta Neurochir (Wien), 2021, 163(7): 1957-1964.

[12] Labuschagne J, Mutyaba D, Nel J, et al. Use of intra-operative stimulation of brainstem lesion target sites for frameless stereotactic biopsies. Childs Nerv Syst, 2021, 37(5): 1515-1523.

[13] Patel P, Balamurugan M. Transcerebellar stereotactic biopsy for brainstem lesions in children. J Pediatr Neurosci, 2009, 4(1): 17-19.

[14] Dawes W, Marcus HJ, Tisdall M, et al. Robot-assisted stereotactic brainstem biopsy in children: prospective cohort study. J Robot Surg, 2019, 13(4): 575-579.

[15] Hersh DS, Kumar R, Moore KA, et al. Safety and efficacy of brainstem biopsy in children and young adults. J Neurosurg Pediatr, 2020, 26(5): 552-562.

第四节　松果体区病变的立体定向活检

松果体区解剖位置深在，组织病理类型复杂且影像学特征相似，对治疗的反应也不尽相同，因而治疗方式需要个性化选择。随着显微技术和导航、内镜等设备的发展，虽然开放性显微外科切除逐渐成为一种可行的方法，但是诊断性活检仍然是某些病例的第一选择。对于一些无法根治性切除的病例，立体定向放射外科仍然是一种有效的补充治疗方法。

一、松果体区解剖

松果体区是指小脑幕切迹后间隙，其位于中脑与小脑幕尖端之间，为中脑后方幕上与幕下间隙沟通的唯一通道。其上方为胼胝体压部，前方为第三脑室后部、中脑四叠体，后方为小脑幕尖端，外侧为小脑幕游离缘。切迹后间隙内的静脉解剖关系复杂，大脑内静脉、基底静脉以及它们的许多属支汇聚成为大脑大静脉。

二、松果体区病变的组织病理类型

松果体区肿瘤相对少见，占中枢神经系统肿瘤的1.2%。但此区域解剖结构复杂，组织病理来源较多，主要包括神经上皮来源的肿瘤如脑干顶盖星形细胞瘤、室管膜瘤；松果体实质细胞肿瘤如松果体细胞瘤、中间分化型松果体实质细胞肿瘤、松果体母细胞瘤；生殖细胞肿瘤如生殖细胞瘤、畸胎瘤、内胚窦瘤、原发性颅内绒毛膜上皮癌等；以及邻近脑膜来源的脑膜瘤。

胶质细胞分化型的松果体区肿瘤可起自松果体本身的星形胶质细胞和脑干顶盖区以及特定室管膜结构。星形细胞瘤体积较小时一般不引起临床症状，体积较大时可以导致梗阻性脑积水。影像学上一般无明显强化。此类肿瘤一般为低级别，临床上往往推荐动态观察，一旦病灶出现影像学上增强，可采取开放性显微外科手术治疗，但脑干星形细胞瘤手术后可能出现听觉障碍。

三、适应证

除了极少数病例可通过特定的肿瘤标志物极度升高明确诊断外，对于大多数松果体区病例，获取组织学诊断是制订合理的治疗策略的第一步。获取组织主要有三种方式：开放手术、内镜活检和立体定向活检。开放手术能够最大程度切除、获取更多的标本，以便做出更准确的诊断和改善预后；内镜活检可以同时行第三脑室底部造瘘改善脑积水；而立体定向活检则具有创伤更小、无须全身麻醉、并发症更少的优点。

松果体区病变立体定向活检的适应证主要包括：①全身条件差，不能耐受开放手术；②颅内多处病灶；③影像检查提示脑干受侵犯明显，开放手术价值有限；④肿瘤标志物阴性，影像学表现疑似生殖细胞瘤可能性较大；⑤疑似感染性病变；⑥恶性肿瘤全身侵犯，可疑颅内转移瘤。

四、引导工具的选择

常用的定向引导工具包括头部有框架立体定向系统（如Leksell立体定向系统）、无框架导航系统（包括神经外科手术机器人如ROSA、睿米机器人手术系统以及神经外科导航系统如Brainlab）。

框架定位的优点在于简便易行、精度高、局部麻醉即可操作，缺点在于全程需要患者配合、多靶点打靶需要更新坐标；而无框架机器人和导航系统则具有自动打靶、对患者配合度要求不高的优点，常常应用于因不能耐受头部框架的儿童或烦躁不能配合手术的成人，其采用负压吸引塑形头枕替代头架固定头位。儿童颅骨皮质较薄、头围小，头部框架固定有刺透颅骨导致出血风险增大的可能。虽然并不存在严格的年龄或头围大小界限，但在临床中，对于6~8岁以下、配合度差的患儿，建议采用全身麻醉、无框架机器人或导航系统作为定位引导工具。

五、穿刺路径的选择

影像后处理技术的发展使得穿刺路径更加多样化、个体化。对于松果体区病变，常选择的穿刺路径为中线旁经额叶 - 小脑幕裂孔、侧方经颞顶叶 - 小脑幕裂孔到达（图 3-5）。

选择穿刺路径的核心原则与其他部位病变一致：①选择尽可能短的穿刺路径；②入颅点尽量垂直于颅骨；③避开脑表面静脉网和脑沟内动脉，选择脑回作为穿刺点；④穿刺路径尽量与病变长轴重合，以使同一路径上可在不同点位、方向采集，从而获取足够多的样本；⑤尽量选择病变增强最显处作为取材部位，以提高活检阳性率；⑥必要时融合代谢影像如 PET、MRS 判定取材部位；⑦由

于松果体区肿瘤的病理类型多种多样，有时是不同组织类型混合在一起，临床上需要根据组织学差异选择不同的治疗模式，这对组织学诊断的准确性提出了更高的要求，多点取材有利于提高准确率（图 3-6）；⑧设计穿刺路径时常规避开侧脑室，但并非必须（图 3-7）。

六、立体定向活检联合立体定向放射外科在松果体区病变诊治中的应用

松果体区病变性质多样，立体定向活检和立体定向放射外科联合诊治模式能够为患者争取最大的获益。其优势在于：①立体定向活检可以明确病理性质，有利于伽玛刀治疗的适应证选择，包括

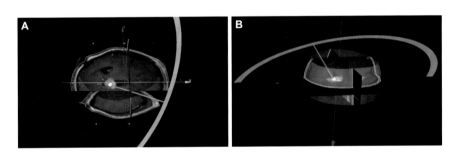

图 3-5 松果体区病变常用穿刺路径示意　A. 中线旁经额叶 - 小脑幕裂孔穿刺路径，可见矢状面、冠状面与穿刺路径交点即入颅点位于额部；B. 侧方经颞顶叶 - 小脑幕裂孔穿刺路径，常用于病灶偏一侧时。

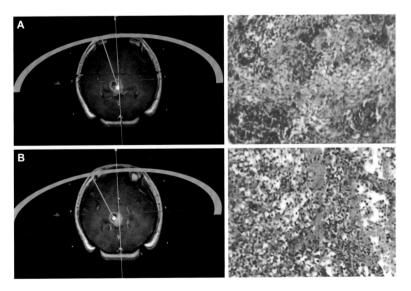

图 3-6 同一患者多靶点活检呈现不同的病理　立体定向计划规划 2 个靶点。靶点 1 病理为混合性生殖细胞瘤（A），靶点 2 病理为生殖细胞瘤（B）。

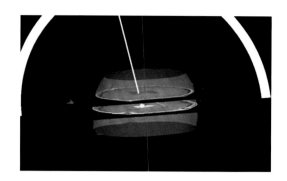

图 3-7　严重脑积水病例穿刺路径示意　穿刺路径规避侧脑室困难时，路径可通过侧脑室，注意保持穿刺针侧孔全程位于肿瘤实质内，防止瘤内出血破入脑室。绿线为 X 轴，红线为 Y 轴，蓝线为 Z 轴，黄点为取材靶点，可见穿刺路径安全经过侧脑室。

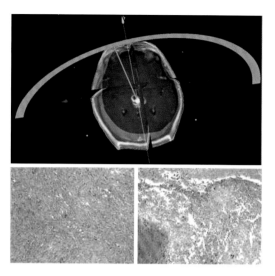

图 3-8　松果体区孤立性纤维性恶性肿瘤　该例病变极其坚硬，术中常规使用钝头侧孔穿刺针无法刺透病变，更换锐利穿刺针可刺透病变，但无法抽吸出组织，再次更换螺旋穿刺针也不能获取样本。后放弃活检，转为开放手术。病理结果为孤立性纤维性恶性肿瘤。

治疗靶区范围、治疗剂量以及后续综合治疗（如外放疗、化疗）的选择。②此区域肿瘤常常造成梗阻性脑积水，对于病理性质明确适合行传统外放疗、化疗的肿瘤如生殖细胞瘤，常常需要行脑室腹腔分流术或内镜第三脑室底部造瘘术，打通脑脊液循环后才有进一步的治疗机会，且此类操作有增加肿瘤细胞随脑脊液播散的风险。而伽玛刀治疗可以单次给予足够的照射剂量，及时缩小肿瘤体积，缓解脑积水，从而直接进行下一步综合治疗。③立体定向活检的头部框架与伽玛刀头部框架直接适配，手术和治疗可以同步、一次性完成，不需其他冗余步骤，降低了患者生理和心理创伤，减少了治疗费用。④对于伴发囊变的病例，立体定向活检实性部分明确病理性质、抽吸囊液减轻占位效应后再行伽玛刀治疗可以一次完成，往往可以为患者争取最大的获益。

七、诊断阳性率与并发症发生率

立体定向活检的目标是安全可靠，但由于松果体区病变的多样性和不均质性，使得样本获取并不是总能成功，临床曾多次遇到病变极其坚硬以至于使用锐利头穿刺针、螺旋状穿刺针都无法刺入病变获取组织的情况（图 3-8）。文献报道和笔者的经验显示平均诊断阳性率在 94.4%，相对于颅内其他区域，这是个令人鼓舞的结果。

立体定向活检手术创伤极小，其致残、致死率明显低于开放手术，本质上得益于其不损伤此区域的任何重要血管结构。文献报道立体定向活检手术总的致残、致死率在 1% 左右。致死率为 0 ~ 1.9%，平均 1.3%；并发症发生率在 0.7% ~ 7.4%。最常见的并发症为出血，较小的出血无须处理，引起严重症状的出血往往需要急诊开放手术清除血肿，同时行肿瘤切除。

（李海龙）

参考文献

[1] Balossier A, Blond S, Touzet G, et al. Endoscopic versus stereotactic procedure for pineal tumour biopsies: Comparative review of the literature and learning from a 25-year experience. Neurochirurgie, 2015: 61(2-3): 146-154.

[2] Bechri H, Oudrhiri MY, Louraoui SM, et al. Papillary tumor of the pineal region: Is stereotactic radiosurgery efficient for this rare entity? Surg Neurol Int, 2021, 12: 386.

[3] Bruce JN, Ogden AT. Surgical strategies for treating patients with pineal region tumors. J Neurooncol, 2004, 69(1-3): 221-236.

[4] Carr C, O'Neill BE, Hochhalter CB, et al. Biomarkers of pineal region tumors: a review. Ochsner J, 2019, 19(1): 26-31.

[5] Cheng G, Yu X, Zhao H, et al. Complications of stereotactic biopsy of lesions in the sellar region, pineal gland, and brainstem: A retrospective, single-center study. Medicine (Baltimore), 2020, 99(8): e18572.

[6] Hamisch CA, Minartz J, Blau T, et al. Frame-based stereotactic biopsy of deep-seated and midline structures in 511 procedures:

feasibility, risk profile, and diagnostic yield. Acta Neurochir (Wien), 2019, 161(10): 2065-2071.

[7] Malone H, Yang J, Hershman DL, et al. Complications following stereotactic needle biopsy of intracranial tumors. World Neurosurg, 2015, 84(4): 1084-1089.

[8] Motiei-Langroudi R, Sadeghian H, Soleimani MM, et al. Treatment fesults for pineal region tumors: role of stereotactic biopsy plus adjuvant therapy vs. open resection. Turk Neurosurg, 2016, 26(3): 336-340.

[9] O'Connor TE, Fabiano AJ, Prasad D, et al. Lateral temporal approach for image-guided stereotactic biopsy of pineal region tumors. World Neurosurg, 2021, 147: 144-149.

[10] Quick-Weller J, Lescher S, Baumgarten P, et al. Stereotactic biopsy of pineal lesions. World Neurosurg, 2016, 96: 124-128.

[11] Whittle IR, Signorini DF. Pineal region tumors and the role of stereotactic biopsy: review of the mortality, morbidity, and diagnostic rates in 370 cases. Neurosurgery, 1998, 42(3): 676-677.

[12] Zacharia BE, Bruce JN. Stereotactic biopsy considerations for pineal tumors. Neurosurg Clin N Am, 2011, 22(3): 359-366, viii.

[13] 程岗, 于新, 赵虎林, 等. 鞍区、松果体及脑干病灶立体定向活检并发症临床研究. 立体定向和功能性神经外科杂志, 2018, 31: 299-304.

[14] 赵虎林, 田增民, 赵全军, 等. 立体定向活检术在颅内多发占位诊断中的应用. 中国实验诊断学, 2008, 06: 751-753.

[15] 孙君昭, 张剑宁, 任文庆, 等. PET-CT与MRI结合定位引导伽玛刀治疗颅内肿瘤20例临床报告. 立体定向和功能性神经外科杂志, 2017, 30(03): 143-146.

第五节　鞍区病变的立体定向活检

鞍区（sella region）是一个解剖单元，是指以颅内蝶骨蝶鞍为中心的一系列解剖区域，周边涉及多个重要解剖结构，是颅内结构最复杂、发生病变最多的区域之一。

本节主要介绍鞍区解剖、常见病变和影像学特点、活检技术要点和注意事项、典型病例。

一、蝶骨和鞍区解剖

1. 蝶骨　蝶骨分为体部、小翼、大翼和翼突4个部分（图3-9）。

体部：位居中央，上面构成颅中窝的中央部，呈马鞍状，称为蝶鞍；其中央凹陷，称为垂体窝；体部内有空腔，称为蝶窦，向前开口于鼻腔。

小翼：从体部前上方向左右平伸，小翼后缘是颅前窝和颅中窝的分界线；小翼根部有视神经管通过，两视神经管内口之间有视交叉沟连系。

大翼：由体部平伸向两侧，继而上翘，可分三个面：脑面位于颅中窝，眶面朝向眶，颞面向外、向下。大翼后缘是颅前窝和颅中窝的分界线。在小翼和大翼之间有狭长的眶上裂使颅腔与眶腔相通。

翼突：位于蝶骨下面，由大翼根部向下伸出，由内侧板和外侧板构成，两板的后部之间有楔形深窝称翼突窝，翼突根部有前后方向贯穿的翼管。

眶上裂：内有眼静脉、动眼神经（CN Ⅲ）、滑车神经（CN Ⅳ）、眼神经（CN Ⅴ1）、外展神经（CN Ⅵ）穿行。

圆孔：内有上颌神经（CN Ⅴ2）、圆孔动脉穿行。

卵圆孔：内有下颌神经（CN Ⅴ3）穿行。

棘孔：内有脑膜中动脉穿行。

蝶筛隐窝：是位于上鼻甲后上方的凹陷，蝶窦开口于此。

翼管：位于蝶骨大翼根部内侧，向前开口于翼腭窝后内侧壁，圆孔内下方；后口通向岩尖前内段前与蝶骨翼突之间的颅底破裂孔。翼管内有翼管神经与翼管动脉穿行。翼管神经止于翼腭神经节，发出分支支配泪腺与鼻咽部腺体的分泌。翼管动脉由上颌动脉发出，向后穿过翼管进入破裂孔与颈内动脉相交通。

视神经管：由蝶骨体和蝶骨小翼的两根包绕而成，为不规则的圆柱形管道，向外且稍向下走行，两侧呈倒"八"字形，与正中矢状面的夹角约36°，其内走行视神经和眼动脉。有四壁（内侧壁、外侧壁、上壁和下壁）、两口（颅口、眶口）和一处狭窄（视神经管中部）。下壁由视柱构成，上壁由骨小翼构成；内侧壁由筛窦和蝶窦的外侧壁构成，内侧壁远端较近端变厚；前床突与根部构成了外侧壁，下有颈内动脉床突的上段。颅口呈横椭圆形，眶口呈竖椭圆形，为视神经管环，该环借骨性结构分隔蝶筛窦。中部近圆形，最狭窄。中部管壁平均厚0.21 mm，环部平均厚0.57 mm，这样远端包括最窄、最厚部。

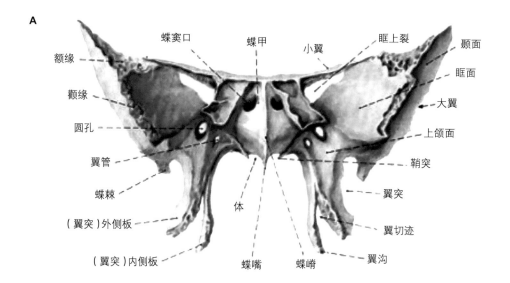

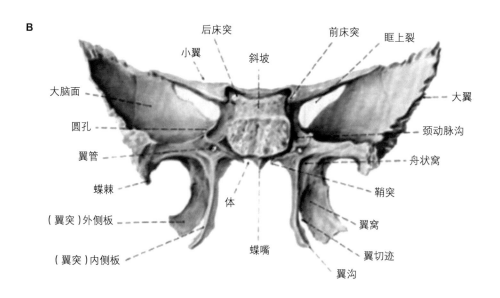

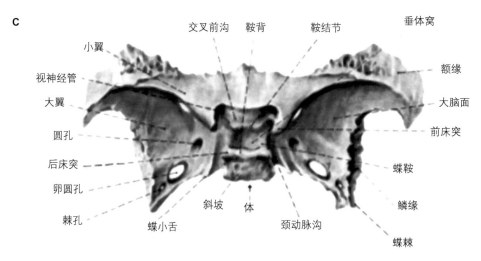

图 3-9 蝶骨解剖示意　A.前面观；B.后面观；C.上面观。

2. 鞍区 蝶鞍位于蝶骨体的前部，前界为鞍结节，后界为鞍背，鞍结节和鞍背之间为凹下的垂体窝，其内容纳垂体。前面有视神经管，视神经由此进入眼眶内，视神经颅内段在鞍膈部位相交为视交叉。外上有颈内动脉的虹吸段和床突上段，外侧有海绵窦，上方有下丘脑（图 3-10、图 3-11 ）。

3. 海绵窦 位于颅中窝蝶鞍的两侧，由胚胎

发育期间硬脑膜内层折叠而成，内有颈内动脉海绵窦段以及动眼、滑车和外展神经（图 3-12 ）。

4. 蝶窦 蝶窦位于蝶鞍下方，是蝶骨体内含气的骨性空腔。

蝶窦分为甲介型（ 3% ）、鞍前型（ 12% ~ 24% ）和全鞍型（ 76% ~ 85% ）（图 3-13 ）。

蝶窦口：两侧蝶窦口呈"八"字形位于蝶骨体

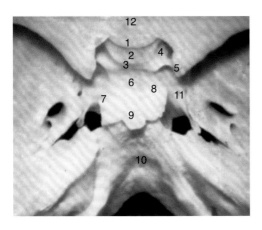

图 3-10 鞍区骨性解剖示意 1.前颅底；2.视交叉前沟；3.鞍结节；4.视神经管；5.前床突；6.垂体窝；7-8.后床突；9.鞍背；10.斜坡；11.颈动脉沟；12.蝶骨平台。

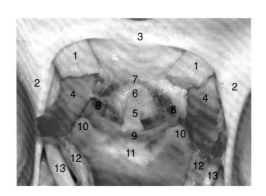

图 3-11 鞍区及周围软组织解剖示意 1.视神经；2.前床突；3.鞍结节；4.颈内动脉；5.垂体柄；6.垂体；7.前海绵间窦；8.海绵窦；9.后海绵间窦；10.后床突；11.鞍膈；12.后交通动脉；13.动眼神经。

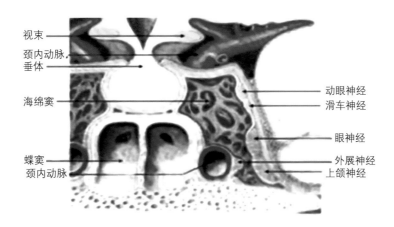

图 3-12 海绵窦解剖示意

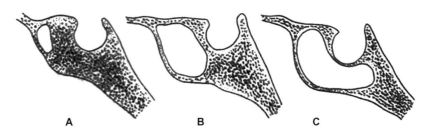

图 3-13 蝶窦分型 A.甲介型；B.鞍前型；C.全鞍型。

前嵴两旁的窦前壁上。蝶窦口是经鼻手术的重要标志，手术进入蝶窦前应首先识别蝶窦口。

5. 垂体　垂体在解剖学上分为腺垂体和神经垂体。腺垂体来源于胚胎时期颅颊囊的向上移行。神经垂体是下丘脑向下的延伸结构，与腺垂体在发育中整合，其间可有中间部（图3-14）。

大小：垂体前后径为9.9 mm（7.0~13.0 mm），左右径为13.9 mm（10.0~17.0 mm），直径为5.5 mm（2.5~9.0 mm）。

重量：男性为350~800 mg，女性为450~900 mg。

垂体柄是从下丘脑下部延伸到垂体里的神经组织柱，损伤后可造成尿崩症。

6. 视神经和视交叉　视交叉与蝶鞍的位置关系包括三种：①正常型（87%），视交叉直接位于垂体和鞍膈中部的上方；②前置型（3%），视交叉前缘至鞍结节或其前方；③后置型（10%），视交叉的后缘位于鞍背或其后方（图3-15）。

视交叉与蝶鞍一般不直接接触，两者之间的距离为1~10 mm，故垂体瘤生长扩大冲破鞍膈后还需一定时间才能出现视交叉受压症状。

7. 下丘脑　下丘脑位于第三脑室外侧壁及下壁（图3-16），对于保持人体内环境的稳态具有重要的调节作用。

大小：长约12 mm，前部宽约6 mm，后部宽约10 mm，最大高度15 mm，体积4 ml。

血供：来自Willis环，包括颈内动脉和前后交通动脉。

8. 颈内动脉　颈内动脉颅内段开始于岩尖破裂孔，与外侧的三叉神经半月节以硬膜层相隔，出破裂孔后，向上、向前、向内到达蝶鞍后外侧部，进入海绵窦（图3-17）。

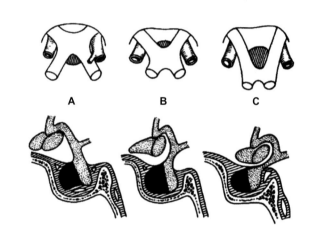

图3-15　视交叉与蝶鞍的位置关系示意　A.前置型；B.正常型；C.后置型。

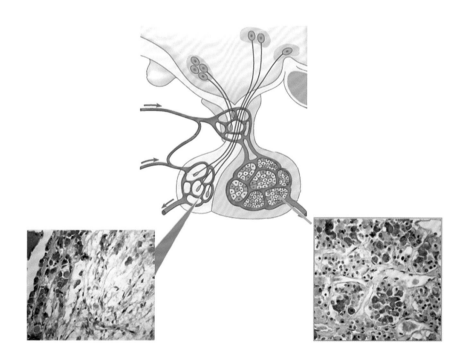

图3-14　垂体解剖示意　垂体前叶主要分泌催乳素（PRL）、生长激素（GH）、促甲状腺激素（TSH）、促肾上腺皮质激素（ACTH）等，垂体后叶分泌抗利尿激素（ADH）和催产素。

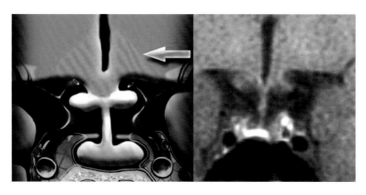

图 3-16 下丘脑解剖示意

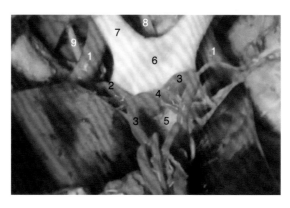

图 3-17 颈内动脉及其毗邻结构解剖示意 1.颈内动脉；2.大脑前动脉 A1 段；3.大脑前动脉 A2 段；4.前交通动脉；5.终板；6.视交叉；7.视神经；8.垂体柄；9.动眼神经。

颈内动脉分为四段：颈段、岩内段、窦内段和前床突上段。床突段颈内动脉发出眼动脉、垂体上动脉、后交通支动脉和前脉络丛动脉。

二、鞍区常见病变及影像学特点

鞍区位置深在，周围结构错综复杂，病变特点及病变性质也各具特点。以下将部分鞍区病变及影像学特点总结如下。

（一）肿瘤性疾病

1. 垂体腺瘤

（1）内分泌表现

①生长激素腺瘤：早期较小，仅数毫米大小。主要表现为生长激素分泌过多，未成年时生长过快，甚至发育成巨人症。成年后为肢端肥大。有的有饭量增多、毛发多、皮肤粗糙、色素沉着。重者全身乏力、头痛、关节痛、性功能减退、闭经、

不育甚至并发糖尿病。

②催乳素细胞腺瘤：表现为闭经、泌乳、不育，重者睫毛、阴毛脱落，皮肤苍白、细腻，皮下脂肪增多、乏力、易倦、嗜睡、头痛，性功能减退等。男性性欲减退、乳腺增生、胡须稀少，重者生殖器萎缩、精子减少、不育等。

③促肾上腺皮质激素腺瘤：表现为向心性肥胖，重者闭经、性欲减退、全身乏力甚至卧床不起。

其他腺瘤较少见。

（2）视力、视野障碍：早期常无障碍，肿瘤长大，压迫视神经视交叉可出现视力、视野障碍。表现为双颞侧偏盲，或一眼正常、一眼颞侧偏盲。重者失明。

（3）放射学检查：平片可见蝶鞍球形扩大，无钙化。气脑造影见交叉池抬高或消失。大脑前动脉根部向后上移位。CT 可见鞍上或鞍内有高密度病灶。MRI 于微腺瘤时见垂体瘤内有异常信号，

垂体上沿局灶性对称或不对称上突，垂体柄移位，鞍底下陷或轻微下陷。大腺瘤时鞍内垂体信号消失。肿瘤向鞍上发展占据鞍上池，视交叉抬高，甚至深入第三或侧脑室；向两侧发展侵入海绵窦，颈内动脉受压移位或被包绕。海绵窦外膨。向下可突入蝶窦。实体者 T1、T2 表现与脑组织等信号。囊变与坏死区呈长 T1 与长 T2 信号。

2. 颅咽管瘤 颅咽管瘤常与垂体腺瘤相混淆，多发生在鞍内，常向第三脑室内、鞍后或鞍旁发展。典型颅咽管瘤不难鉴别，多发生在儿童或青春前期，表现为垂体内分泌功能低下，发育停滞，50％呈侏儒型或矮小症。约 1/3 的患者患有尿崩症。蝶鞍可正常或扩大，有时后床突破坏，附近骨质侵蚀，70% 的患者鞍上和（或）鞍内呈现钙化斑块，肿瘤多呈囊性，有时囊壁钙化呈特有的蛋壳形。CT 扫描示鞍上低密度囊性区，边界清楚，呈圆形、卵圆形或分叶状。实体肿瘤 CT 扫描表现为均匀的密度增高区，囊壁呈壳样钙化是颅咽管瘤的特点，有助于诊断和鉴别诊断。注射造影剂，实体肿瘤为均匀增强；囊性肿瘤为环形囊壁增强。MRI 显示鞍上、鞍内的囊性肿物，可为长 T1、T2 信号，也可为短 T1、T2 信号。手术时见肿瘤内为绿色液体，有时囊液稠如机油，内含胆固醇结晶。在成人，颅咽管瘤多为实质性，可有视力、视野障碍，内分泌功能减退等，难以与垂体腺瘤鉴别，有时取下瘤组织做病理检查才能确定诊断。

3. 脑膜瘤 颅底脑膜瘤有时发生在鞍结节、鞍旁、海绵窦、蝶嵴或视交叉鞍膈处，多见于成年人。可有双眼或单眼颞侧偏盲，原发性视神经乳头萎缩，也可有其他颅神经的损害，肿瘤多呈不规则形状，如病程较久，常致一眼或双眼失明。蝶鞍一般正常，但鞍结节部位可出现骨质增生。内分泌症状多不明显，垂体内分泌激素水平测定正常。CT 扫描多为实性、均匀高密度影像，很少有囊性。MRI 显示 T1 像呈现较为均匀的信号，稍低于脑组织，但长 T2 的肿瘤内常因有低信号区（斑块样）而不均匀，这是该处血液丰富的结果。

4. 异位松果体瘤 异位松果体瘤可长在鞍上、垂体柄或下丘脑处，多发生于儿童及青春期，表现为垂体前叶及后叶功能障碍，特别是后叶症状比较突出，尿崩症常为首发及长期的唯一症状。青春期前患者可致发育停滞，多出现颞侧偏盲及原发性视神经萎缩。蝶鞍多正常。垂体内分泌激素水平测定正常或低下。CT 扫描可见鞍区类圆形高密度区，边界清楚，内有散在钙化点，注射造影剂后高密度区明显均匀增强。MRI 显示为长 T1 和长 T2 信号。有时手术前与垂体腺瘤很难鉴别，需要手术探查和病理组织切片检查才能证实诊断。

5. 脊索瘤 脊索瘤系先天性肿瘤，少见，多发生在成年人。常位于颅底中央部如斜坡，向鞍区侵犯，有多发颅神经麻痹症状，如头痛、视力减退、双颞侧偏盲、原发性视神经萎缩。没有内分泌激素分泌过多症状，垂体内分泌激素水平测定多为正常或低下。X 线颅底相可见骨质破坏。

6. 视神经或视交叉胶质瘤 少见，多发生于儿童。视神经胶质瘤患者的主要症状为病侧眼球突出、视力障碍、视野缩小及视神经乳头水肿。来自视交叉的主要症状为头痛、内分泌障碍症状、视力减退、偏盲、视乳头水肿或原发性视神经萎缩等。有不同程度的视力丧失，视神经孔扩大，蝶鞍多正常。垂体内分泌激素水平测定多为正常。

7. 上皮样囊肿 为非炎症性胆脂瘤，多生长在颅底或鞍旁，可有不同程度的第Ⅲ、第Ⅳ、第Ⅵ或第Ⅴ对脑神经受侵犯的症状。垂体内分泌激素水平测定多为正常。X 线颅底相偶可见颅底有骨质破坏，CT 扫描呈低密度影像。

8. 神经鞘瘤 大多数发生在感觉神经，运动神经发生者很少。侵及鞍区以三叉神经鞘瘤最多。有三叉神经鞘瘤的初发症状，如疼痛、感觉麻木、迟钝、灼热感等。

（二）非肿瘤性疾病

1. 空泡蝶鞍综合征 分为先天性和继发性两类。先天性者系鞍膈先天性缺损或形成不全（占21.5％），68％～87％为中年经产妇，与妊娠分娩的生理性垂体体积增大有关。继发性者为垂体手术和放射线疗法后所致。一般无症状，CT 扫描为蝶鞍内的低密度区，诊断关键为脑池造影 CT 扫描发现造影剂进入蝶鞍的蛛网膜下腔。如有脑脊液漏及进行性视力视野障碍，是手术适应证。

2. 垂体脓肿 一般为全身性疾病的垂体部位的表现，临床少见。多发生在应用免疫抑制剂、激素后的患者。有蝶窦炎的患者易发生，可在 50％的患者中找到感染源。90％的患者表现为头痛，70％有蝶鞍区占位症状及内分泌低下症状。33.3%表现为脑膜炎。术后死亡率为 40％。放射学诊断上可见蝶鞍扩大或破坏，与肿瘤鉴别困难。使用大量抗生素如效果不好，可考虑经蝶手术引流。

3. 拉克氏囊肿 正常人的垂体前后叶之间有13%~22%存在直径1~5 mm的小囊肿，一般认为系来自颅咽管（又名Rathke袋或裂）的残留组织。如囊肿增大，可引起垂体功能减退、蝶鞍扩大、视交叉受压和其他神经症状，与鞍内型颅咽管瘤或无分泌活动的垂体腺瘤的临床表现相似，鉴别诊断困难，只能通过活检确诊。

4. 颅内动脉瘤 一般在鞍旁或鞍上，症状多突然发生，出现头痛、一侧动眼神经麻痹。鞍内动脉瘤罕见，如疑动脉瘤，应做血管造影。

5. 交通性脑积水 交通性脑积水可致脑室普遍扩张，第三脑室前部扩张，伸至蝶鞍内引起蝶鞍扩大，视力、视野可有障碍，少数患者还有内分泌症状如闭经、肥胖等。CT扫描可帮助鉴别诊断。

视力、视野障碍需与高血压动脉硬化、糖尿病视网膜病变引起的眼部症状和体征相鉴别。测血压、心电图、查眼底对诊断有帮助，CT扫描可明确诊断。内分泌功能测定低下或亢进表现需与生理性月经和妊娠相鉴别。

三、适应证、禁忌证、手术方法及注意事项

鞍区病灶具有手术风险高、术后并发症多等特点。部分鞍区病灶如淋巴瘤、生殖细胞瘤、朗格汉斯组织细胞增生症等病变具有术前诊断困难，术中难以切除完全，且病灶对放化疗敏感等特点。立体定向活检术具有手术风险小、病理确诊率高等特点，特别适合于此类患者的定性诊断，以帮助确定进一步的诊疗方案。

（一）适应证

1. 开颅手术风险大，性质不能明确的肿瘤性病变。

2. 患者体质较差，不能耐受开颅手术，欲明确病变性质，便于指定下一步治疗方案。

3. 怀疑是放疗敏感的病变，放疗前明确病灶性质。

4. 拟接受放疗、间质内放疗或化疗，需要病理证实。

（二）禁忌证

1. 凝血功能严重障碍，不能自行止血者。

2. 怀疑为血管性病变或病灶血供丰富者，活检易产生严重出血倾向。

3. CT或MRI影像学检查不能明确显示病灶者。

4. 严重头皮损伤或手术部位头皮局部感染者。

（三）手术方法

1. 术前准备

（1）完善血常规、凝血及免疫检查。

（2）术日晨禁食水，术区备皮或灭菌溶液洗头、局部备皮。

2. 麻醉与体位

（1）一般有框架手术采用局部麻醉，特殊人群（小儿、不配合患者）可采用基础麻醉或全身麻醉。

（2）根据脑内病变位置可采取不同体位。鞍区病灶穿刺一般采取仰卧位；若病灶累及下斜坡、颅后窝，可采取坐位。

3. 有框架立体定向手术步骤

（1）安装头部框架：患者头部置于头部框架中心，基环平行于AC-PC线平面，四处固定钉局部皮肤麻醉后加以固定，尽量使靶点位于框架中心原点周围。

（2）扫描定位：将定位板置于框架，进行CT或MRI扫描，尽量以病灶为中心多扫一些层面或将必要的穿刺路径包含于内，便于下一步设计操作计划。

（3）设计穿刺计划：将图像导入到带有立体定向穿刺系统的计算机中，进一步设计、矫正穿刺路径，尽量避开皮层血管、脑室系统及功能区。

（4）实施穿刺手术：一般用11号手术剪刀片切开头皮，细小颅骨钻在钻套保护下直接钻透颅骨内板，鞍区一般选择冠状缝前、矢状缝旁至少2.0 cm。选择合适的活检器械，根据病变特点及手术室器械条件而定。根据手术穿刺计划，刺透硬脑膜，将活检针或活检钳置入靶点位置。穿刺及采集病灶组织时，进针要缓慢、轻柔。退出穿刺针时若阻力明显，应缓慢放开活检组织，不可用力撕拉，以免伤及重要结构。

（5）缝合头皮创口：取下立体定向仪，缝合

头皮小切口。

4. 无框架或机器人立体定向手术步骤

（1）扫描定位：手术当天局部头皮贴标记点（电极贴、标记 Markers），安排行 CT 或 MRI 扫描定位病灶。

（2）设计穿刺计划：将图像导入到带有无框架立体定向穿刺系统或机器人穿刺系统的计算机中，进一步设计、矫正穿刺路径，尽量避开皮质血管、脑室系统及功能区。

（3）注册并锁定关节臂：塑形枕或头架固定头部，机械臂注册或红外线注册头部标记点，并锁定关节臂，确定进针方向及深度。

（4）实施穿刺手术（步骤同有框架手术操作）。

（5）缝合头皮创口（步骤同有框架手术操作）。

（四）注意事项

1. 术中操作要点

（1）脑表面静脉网络纵横交错，避开主要血管走行区域，皮质一般穿刺脑回组织，避开脑沟。

（2）避开脑皮质的重要功能区及血管密集区，鞍区一般选择冠状缝前、矢状缝旁至少 2.0 cm。

（3）硬脑膜刺破方式：穿刺针抵达硬脑膜处时，先验证是否有硬脑膜外出血。如有，可注入凝血酶；没有出血，可换尖针芯刺透硬脑膜，然后换圆针芯继续深入。

（4）穿刺路径上要用圆形针芯分离通道，以防穿刺通道出血。

（5）穿刺通道尽量避开脑室系统，若很难避开，尽量减少脑脊液流失而导致靶点移位或病灶扩散。

（6）病灶强化程度与血供程度有关，尽量减少出血风险。

2. 影响病灶定位精度的因素

（1）影像学因素：目前大多数立体定向仪采用直角坐标系定位原则。在定位图像中，扫描的层厚对 Z 轴坐标精度有影响，像素与 X 轴、Y 轴坐标精度有关。先进的 CT、MRI 设备能保证定位精度在 0.5 mm 之内。

（2）活检器械因素：活检器械包括活检针、活检套管、活检钳等，其加工精度直接影响穿刺靶点精度。随着机械加工技术的提高，活检器械已经相当精致，其误差也在 0.5 mm 之内。

（3）病变性质因素：病变体积较小、质地较

硬韧、穿刺经过脑室系统等都可引起穿刺路径移位或偏移。

3. 提高病理阳性率

（1）术者与病理科医师、影像科技师等充分沟通与告知。

（2）根据病灶体积，沿穿刺通道尽量多点取材，取材位置包括病灶外周、边缘及中心，最好贯通病灶。

（3）微型活检钳采用多次抽吸方法留取标本，特别适合质地较软的病灶。

（4）术中快速冰冻结果不能准确做出诊断时，及时更换穿刺靶点。

（5）囊性病变留取标本时，抽取囊液行细胞学检查。

4. 活检出血的处理

（1）术中发现穿刺针尾有血液流出时，应立即停止移动穿刺针，固定外套针，拔出针芯，以便向外引流血液，避免形成颅内血肿。

（2）渗血或小的出血一般可以自凝，可局部注入凝血酶或明胶海绵送入压迫止血；活检区少量出血（3~5 ml）无须特殊处理，一般 3~5 天自行吸收；尽早复查颅脑 CT，一旦血肿形成，做好开颅或立体定向清除血肿准备。

（3）出血量较多，用止血药物及明胶海绵压迫止血效果尚可，可拔出穿刺针，更换穿刺靶点，不得再于该处取材；若止血效果欠佳时，可立体定向沿穿刺通道植入引流管或开颅手术清除血肿。

（4）若出血破入脑室系统，可积极加强静脉止血及加强脑脊液引流，并置入脑室外引流管加强脑脊液引流及稀释。

四、典型病例

病例 1：患者，男性，23 岁，主因"多饮、多尿及双眼视物重影"就诊。患者及家属拒绝行开颅手术，术前结合病灶影像学特点考虑为"生殖细胞瘤"，病灶主要位于鞍内、鞍上，向上、向后生长，累及第三脑室及并发梗阻性脑积水改变。采用有框架立体定向活检穿刺，手术过程顺利。术后病理结果明确为生殖细胞瘤，遂至肿瘤放疗科规律行3 疗程化疗及 27 次颅脑放疗。3~6 个月规律复查颅脑增强 MRI 及血激素水平，患者临床症状基本正常，回归正常工作、生活中（图 3-18、图 3-19）。

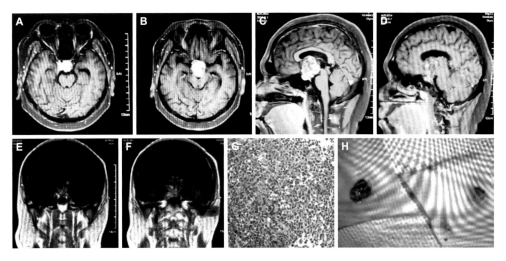

图 3-18　病例 1 患者鞍内及鞍上病灶立体定向活检术前增强 MRI 及术后病理检查　可见鞍内、鞍上及第三脑室前部不规则实性强化病灶（A ~ F）。行有框架立体定向活检手术，术后病理结果明确为生殖细胞瘤（G，H）。

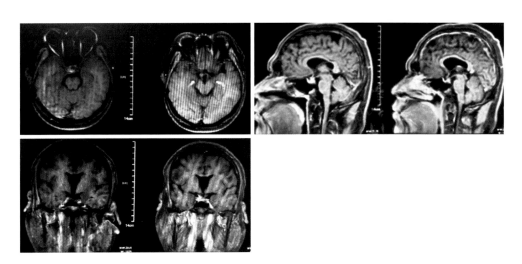

图 3-19　病例 1 患者立体定向活检术后及放疗后 6 年复查颅脑鞍区增强 MRI　可见之前鞍内、鞍上及第三脑室前部病灶消失。

病例 2：患者，女性，34 岁，主因"双眼视力下降"就诊。患者半年内先后行 2 次开颅手术，术后病理结果明确为乳头型颅咽管瘤，病灶主要位于鞍内、鞍上，为多发囊实性病灶，可见肿瘤分叶及间隔。采用有框架立体定向颅咽管瘤穿刺抽吸术，手术过程顺利，术中抽出约 3.0 ml 稍浑浊肿瘤囊液。之后，患者根据基因检测结果，肿瘤组织伴有 V600E 靶点突变，自行口服靶向药物治疗。3 ~ 6 个月规律复查颅脑增强 MRI 及血激素水平，患者仍有性激素水平低下改变，其余临床症状基本恢复正常（图 3-20、图 3-21）。

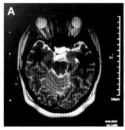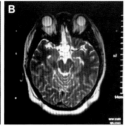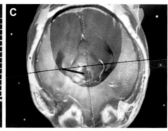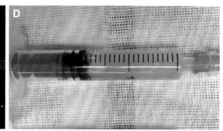

图 3-20 病例 2 患者有框架立体定向活检术前定位颅脑 MRI（A，B）及术中手术规划模拟图（C） 可见鞍内及鞍上多发囊实性病灶，术后抽出鞍内暗黄色稍浑浊肿瘤囊液（D）。

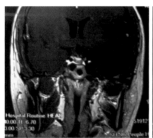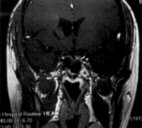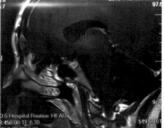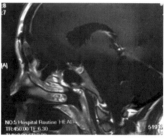

图 3-21 病例 2 患者口服靶向药物治疗后 4 年复查颅脑鞍区增强 MRI 资料 可见鞍内及鞍上多发囊实性病灶消失。

（董　超　刘爱军）

参考文献

[1] 于新, 刘宗惠, 田增民, 等. CT引导立体定向脑深部病变活检术(附310例报告). 中华神经外科杂志, 1996, 12(3): 164-167.

[2] 刘宗惠. 实用立体定向及功能性神经外科学. 北京: 人民军医出版社, 2006: 107-129.

[3] 田增民. 现代立体定向神经外科学. 北京: 中国科学技术出版社, 1997: 114-121.

[4] 田增民, 刘宗惠, 杜吉祥, 等. 新型机械臂在脑外科立体定向手术中的应用. 中华神经外科杂志, 2000, 16(2): 110-112.

[5] 朱贤立, 马廉亭. 鞍区神经外科学. 郑州: 河南科学技术出版社, 2007: 26-93.

[6] 傅先明, 牛朝诗. 立体定向及功能性神经外科学. 合肥: 安徽科学技术出版社, 2004: 691-704.

[7] 田增民, 王亚明. 立体定向脑组织活检技术. 北京: 人民军医出版社, 2012: 14-88.

[8] 于新, 刘宗惠, 田增民, 等. 脑深部病变立体定向活检方法的临床研究. 立体定向和功能性神经外科杂志, 1997, 10(4): 9-13.

[9] 于新, 张剑宁, 孙君昭, 等. 立体定向手术联合伽玛刀治疗颅内病变. 立体定向和功能性神经外科杂志, 2011, 24(3): 149-152.

[10] 田增民, 王亚明, 于新, 等. 立体定向脑内病灶活检的临床意义. 中华外科杂志, 2010, 19: 1459-1462.

[11] Yu X, Liu R, Wang Y, et al. Infrasellar craniopharyngioma. Clin Neurol Neurosurg, 2012, 114(2): 112-119.

[12] Cheng G, Yu X, Zhang J, et al. Complications of stereotactic biopsy of lesions in the sellar region, pineal gland, and brainstem—A retrospective, single-center study. Medicine, 2020, 99(8): e18572.

第四章
Ommaya 囊植入技术

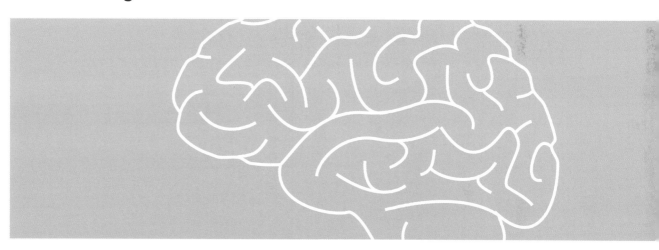

一、概述

Ommaya囊是一种用于长期留置于脑内囊性病变的通道装置，也是一种深入脑室内的导管系统。Ommaya囊是一种高效的植入物，可提供对脑室内脑脊液的长期管理，简化了脑室内注射抗微生物药物、抗肿瘤药物和镇痛药物等；也可对脑内囊性病变的囊液进行抽吸减压及囊内注射治疗药物等。本节主要介绍Ommaya囊植入技术。

Ommaya囊是在1963年以它的发明者、巴基斯坦神经外科医生阿尤布·汗·奥玛亚的名字命名的。虽然最初的设想是将抗真菌药物输送到脑脊液，但目前Ommaya囊已经取代了反复的鞘内注射（通过腰椎穿刺或枕大池穿刺）。该设备允许反复给予化疗药物而无须腰椎穿刺，允许脑脊液采样化验。

几十年来，Ommaya囊均为徒手放置，往往定位困难。通过大脑皮质的多次尝试可能会导致出血、颅内感染和癫痫等并发症。计算机断层摄影辅助立体定向放置Ommaya囊奠定了未来神经导航技术的基础，借助高分辨率成像技术和神经导航技术的进步（如光学跟踪无框架立体定向入路、电磁导航、基于框架的导航、透视辅助、超声引导、机器人引导和内镜引导植入），Ommaya囊导管的植入技术发生了重大进步。

二、相关解剖和生理

Ommaya囊由留置脑室或囊变的头端带多孔的导管部分和位于头皮下的圆顶形硅胶储液囊组成。导管的远端经手术置入同侧脑室前角或囊变的中心部位，其近端与贮液器连接。完成这一操作需要立体定向精确定位穿刺点及穿刺靶点并设计好穿刺通道。

常规脑室穿刺点多选在距正中线2.5~3 cm，冠状缝前2~3 cm。多数文献对穿刺点的建议为距中线1.5~4 cm，距鼻根后10~12.5 cm（冠状缝前1~2 cm）。虽然在文献中对穿刺点的定义有差异，但控制入口部位的共同原则包括避免损伤矢状窦、桥静脉、基底神经节、额视野和运动皮质。如为徒手操作，更准确的描述为位于鼻根上后方11 cm处，沿瞳孔中线外侧3 cm处，冠状缝前方1~2 cm

处的入口点。矢状面建议的穿刺轨迹为向下和向后，以外耳道或耳屏前1~1.5 cm为目标。在冠状面，目标垂直穿刺两侧内眦及鼻根大致方向。理想的脑室造口的目标点是在脑室前角的中心。脑实质内的囊性病变穿刺点遵循距离囊壁最短距离，避开功能区及危险区。目标点多位于囊变中心部位，也可以位于囊变的底部（有利于最大程度地抽吸囊液）。穿刺通道尽量垂直于囊壁边缘，防止顺着较厚囊壁滑脱而引起穿刺囊变失败。

三、适应证

Ommaya囊可用于鞘内注射药物、抽吸脑脊液或清除肿瘤囊液等多种手术，现将适应证列举如下：

1. 鞘内注射化疗药物治疗颅内肿瘤，以及血液病涉及中枢神经系统的病变如急性淋巴细胞白血病。

2. 慢性复发性脑膜炎及多药耐药中枢神经系统感染的治疗。

3. 婴幼儿脑室出血的慢性脑脊液引流。

4. 对颅咽管瘤等难以治疗的肿瘤囊肿进行抽吸及囊内注射药物（32P胶体、博来霉素、干扰素等）治疗。

5. 应用鞘内注射药物如治疗脊髓性肌萎缩药物和利妥昔单抗治疗进行性多发性硬化症。

6. 抽吸残余硬膜下血肿或积液。

四、禁忌证

Ommaya囊的禁忌证包括头皮感染、脑脓肿、已知对硅胶过敏。

五、手术方法

1. 设备　相关设备包括颅骨钻、用于神经导航的导向装置、Ommaya囊植入和脑室导管系统，可选的术中技术包括图像导航计划系统、C形臂透视检查导管位置、脑室镜。

2. 操作人员　一个完整的Ommaya囊植入团队包括训练有素的神经外科医生、护士和麻醉师各一名。

3. 术前准备　除非有禁忌证，手术应在全身麻醉下进行。患者置于仰卧位，头部固定在头架上。术前 CT 或 MRI 评估囊性病变或脑室位置、大小、形态等。脑室穿刺首选位置是右侧额叶区域，建议在抗生素生理盐水溶液中预浸泡储液系统。

4. 图像引导技术　术前进行神经导航 CT 扫描或 MRI 扫描，必要时提前贴好注册定位标记物。术前成像载入图像引导系统，然后在手术计划软件上描绘进入点和目标点。进入点避开皮质血管，穿刺通道距离尽量短，避开重要解剖结构。在神经导航下通过导航臂和导向夹进行基准配准，并检查图像导航精度。

5. 操作技术

（1）手术部位常规消毒铺单。在进入点做一个倒 U 形或直行头皮切口，切口略大于 Ommaya 储液囊的直径。皮瓣下稍游离扩大便于置入。

（2）先颅钻一个单孔，然后做"十"字硬脊膜切开。采用极低的双极凝固止血，避开表面血管。

（3）图像引导导航可以显著提高目标点的精度，插入的轨迹通过图像导航系统规划进入，缓慢穿刺。如穿刺到囊壁较厚部位可以感觉到一定阻力；如有明确突破感，表明穿刺进入囊腔，且同时可见囊液或脑脊液沿导管内穿刺针流出，直至到达靶点，结束穿刺。

（4）根据术前影像学估计导管的长度，进一步验证穿刺是否到达靶点。拔除穿刺导芯，可用注射器抽吸囊液验证是否穿刺成功。

（5）之后留取合适长度导管后剪除多余导管，连接储液囊，丝线固定连接部位。Ommaya 囊装置自带固定于骨孔的转角硅胶夹，可以防止连接处打折、阻塞及脱出移位等。

（6）将储液囊置于皮瓣下，尽量避免置于切口下。缝合固定好硅胶夹后，头皮分两层缝合，敷料包扎覆盖。

（7）术后可行头部 CT 扫描，评估导管放置和任何出血的可能。

6. 储液囊穿刺　头皮局部消毒好，通过触诊确定储液囊的圆顶中间部位。使用细针头（2 ml 或 1 ml 注射器针头）以斜穿方式刺穿储液囊，然后抽吸。成人储液囊的内部容量从 1.5 ml 到 2.4 ml 不等。抽吸后注射治疗药物，然后拔出针头。对于肿瘤，应缓慢抽取囊肿内容物，直到获得所需用量。患者仰卧位监测 2 小时，以排除症状加重等情况。

六、并发症

1. 感染　Ommaya 囊相关感染的患者比例较低，从 5.5% 到 8% 不等。大约 60% 发生在植入 Ommaya 囊装置的 10 天内。最常见的表现为蜂窝织炎、脑膜炎或脑膜脑炎。也有患者长期留置后逐渐头皮薄弱、外露引起感染。

2. 位置不佳　穿刺导管错位是常见的，可能导致直接损伤或出血。可直接损伤基底神经节、内囊、穹窿、丘脑、脉络丛和丘脑上静脉等血管。手术周围出血发生率高达 7%，但只有 0.8% 被认为与临床操作相关。由于导管可能会被脉络丛阻塞，脑室靶点在麦氏孔以外的位置是不理想的。约 22.4% 的徒手放置发生在脑室腔外，需要多次穿刺才能成功放置。

3. 硬膜下血肿或硬膜下积液　可能发生在植入期间或后来由于复发引起。

4. 器械故障　在早期植入病例中，导管故障是最常见的并发症，占 23.5%。目前，导管故障极为罕见。

5. 脑白质病和脑囊肿　由使用鞘内化疗药物引起。

七、医疗团队配合

Ommaya 囊用于鞘内给药时主要用于中枢神经系统恶性血液病，也用于颅内囊性肿瘤的引流等。这些装置由神经外科医生在全身麻醉下植入。术后护理和重复的肿瘤囊肿引流需要神经外科医生和神经外科护理团队之间的协调。血液科医生和肿瘤科医生需要确定药物剂量并监测治疗效果。放射科医生需要影像学检查来评估颅内肿瘤 / 肿瘤的分期，或需要评估设备故障及分析原因等。社区护理人员应该了解并能够识别感染的早期迹象。一旦皮肤愈合，则不需要任何特殊护理。Ommaya 囊可以留用数月至数年。

八、护理及照护人员注意事项

1. 在无菌技术下，协助和进行 Ommaya 囊脑脊液或囊液采样。

2. 在治疗医生的监督下，通过 Ommaya 囊给药。

3. 取样后进行脑脊液样本常规、生化和微生物的实验室检查。

4. 识别因囊内积液过多而导致的颅内压增高迹象，并及时安排囊液抽吸。

5. 判断手术部位感染的迹象，如术后发红或伤口裂开。

6. 识别植入装置引起脑膜炎的迹象和症状。

7. 识别颅内压升高的早期迹象，排除其他神经系统恶化原因后，安排紧急抽吸。

九、手术操作步骤图解（图 4-1~ 图 4-18）

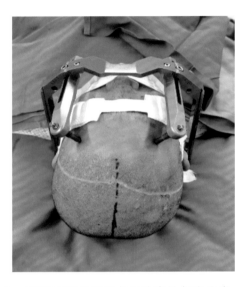

图 4-1　颅咽管瘤开颅手术切除囊性复发患者，术前已行定位头架固定，并已完成增强 MRI 扫描定位，手术开始前仰卧位准备手术

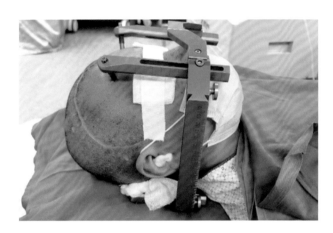

图 4-2　颅咽管瘤复发患者的术前体位情况，双眼覆盖纱布保护，监测生命体征。对于配合度较好的患者可以在局部麻醉下完成，必要时也可在全身麻醉下手术

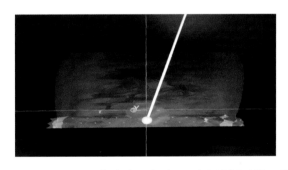

图 4-3　鞍区颅咽管瘤囊性复发，手术计划系统三维重建患者体表情况及囊性占位情况，设计穿刺入路在右额，避开重要功能区及血管，靶点设置于囊性病变底部，便于最大程度抽吸囊液

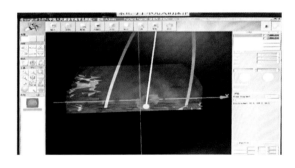

图 4-4　手术计划系统三维重建后观察穿刺路径深度及囊壁厚度、穿刺进入角度等，评估穿刺的入路情况，做到心中有数

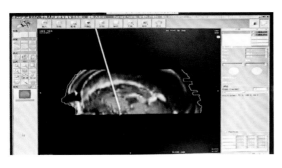

图 4-5 手术计划系统矢状位显示并评估穿刺方向、深度、进入囊腔角度，减少穿刺风险及失败概率

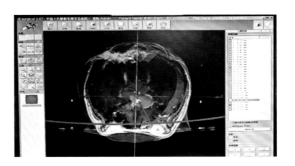

图 4-6 手术计划系统轴位显示并评估穿刺方向、深度、进入囊腔角度，减少穿刺风险及失败概率

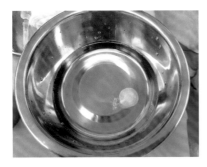

图 4-7 手术前将储液囊、穿刺管及硅胶固定夹用抗生素生理盐水浸泡

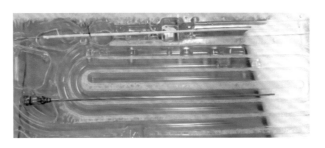

图 4-8 手术前将穿刺导管用丝线固定好到达靶点的穿刺深度，可用标准穿刺针校对

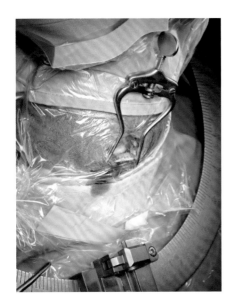

图 4-9 定位后，以定位点为中心设计手术切口，直切口，长约 3 cm，撑开器充分显露颅骨，彻底止血

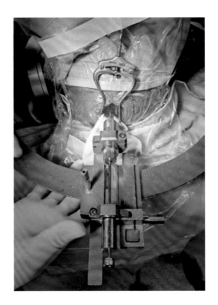

图 4-10 安装好导向装置，确定好穿刺深度，先用长的钻头进行钻孔。钻孔大小略大于穿刺导管直径即可

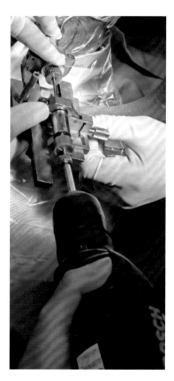

图 4-11　双人配合进行颅骨钻孔，注意无菌及操作轻柔，可用限位器防止钻入过深。钻孔过程中会有震动，可向患者做好解释和配合。颅骨板障有两层皮质骨，钻孔过程中能感觉到钻破皮质骨的突破感。颅骨厚度一般在 1.3 ~ 5 mm，注意控制深度，避免钻破硬脑膜

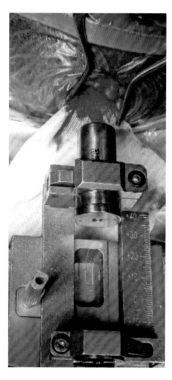

图 4-12　颅骨钻孔成功后注意判断是否有出血，可以等待 30 秒观察是否自行止血。如有脑脊液流出，表明硬脑膜已破，保证无活动性出血可继续手术

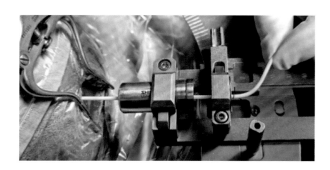

图 4-13　硬脑膜可用尖头穿刺针轻微刺破，之后将带导针的穿刺管按照穿刺设计路径缓慢穿刺进入脑实质，突破囊壁进入囊腔，到达靶点后拔除导针，可见囊液引出

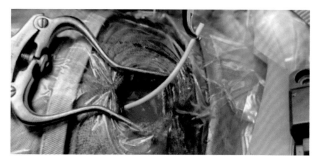

图 4-14　穿刺成功后可去除导向装置，判断穿刺深度，留好出颅骨外 2 cm 左右即可，多余导管剪掉

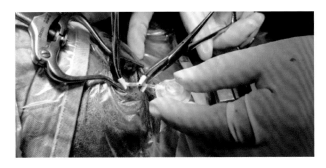

图 4-15 放置好导管固定用的硅胶夹，连接好储液囊，注意操作过程轻柔，防止导管脱出或损伤

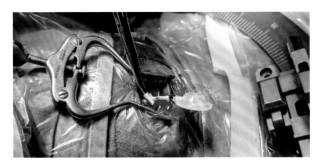

图 4-16 连接好导管和储液囊，丝线结扎固定，长度合适

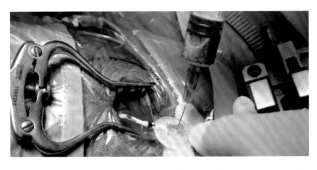

图 4-17 穿刺储液囊，抽吸囊液判断是否通畅，本例患者可见咖啡色囊液抽出

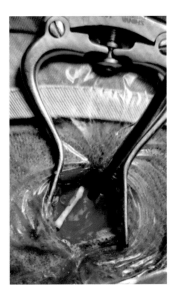

图 4-18 将储液囊置于切口侧方皮下，硅胶固定夹两侧缝合固定于帽状腱膜，彻底止血，冲洗干净后分两层缝合头皮，敷料覆盖完好，手术结束

（常洪波　吕文英）

参考文献

[1] Ommaya A. Subcutaneous reservoir and pump for sterile access to ventricular cerebrospinal fluid. Lancet, 1963, 2(7315): 983-984.

[2] Greenfield JP, Schwartz TH. Catheter placement for Ommaya reservoirs with frameless surgical navigation: technical note. Stereot Funct Neurosurg, 2008, 86(2): 101-105.

[3] Weiner GM, Chivukula S, Chen C-J, et al. Ommaya reservoir with ventricular catheter placement for chemotherapy with frameless and pinless electromagnetic surgical neuronavigation. Clin Neurol Neurosurg, 2015, 130: 61-66.

[4] Lane J, Zacharia BE. Endoscopic-assisted Ommaya reservoir placement: technical note. Cureus, 2017, 9(7): e1490.

[5] Szvalb AD, Raad II, Weinberg JS, et al. Ommaya reservoir-related infections: clinical manifestations and treatment outcomes. J Infect, 2014, 68(3): 216-224.

[6] Mead PA, Safdieh JE, Nizza P, et al.Ommaya reservoir infections: a 16-year retrospective analysis. J Infect, 2013, 68(3): 225-230.

[7] Takahashi M, Yamada R, Tabei Y, et al. Navigation-guided Ommaya reservoir placement: implications for the treatment of leptomeningeal metastases. Minim Invasive Neurosurg, 2007, 50(6): 340-345.

[8] Koo H-W, Park JE, Cha J, et al. Hemangioblastomas with leptomeningeal dissemination: case series and review of the literature. Acta Neurochir, 2016, 158(6): 1169-1178.

[9] Fults DW, Taylor MD, Garzia L. Leptomeningeal dissemination: a sinister pattern of medulloblastoma growth. J Neurosurg Pediatr, 2019, 15: 1-9.

[10] Roth P, Weller M. Management of neoplastic meningitis. Chin Clin Oncol, 2015, 4(2): 26.

第五章
立体定向活检联合放射外科治疗颅内肿瘤

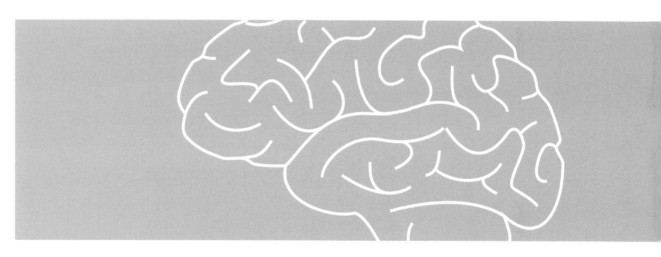

第一节 立体定向活检联合放射外科治疗颅内肿瘤的适应证和禁忌证

立体定向细针穿刺活检简称立体定向活检，是颅内病灶立体定向手术的重要组成部分，目前按照技术可分为有框架和无框架两类。同样，立体定向放射外科（SRS）是使用聚焦射线治疗体内特定部位病灶的技术，具有治疗计划外剂量迅速跌落的特点，故使得周边正常组织仅受到较低剂量的辐射而病灶受到大剂量辐射。由于多数中心使用的有框架立体定向设备与放射外科使用的立体定向设备具有很好的兼容性，这就为活检后同步（同期）联合放射外科治疗创造了良好的条件。国内已有学者对该方法进行了初步的研究。本章由于篇幅关系仅讨论颅内病灶，不讨论其他部位的立体定向穿刺治疗，也不讨论立体定向下囊肿穿刺引流后放射外科治疗，仅讨论单纯活检获得冰冻切片病理后的放射外科治疗问题。

此外，临床上部分病例在立体定向活检后，由于种种原因无法明确诊断，需要等待正式病理诊断后才能进行后续治疗。如果患者最终仍然在同一个住院周期内进行放射外科治疗，这种情况下要对患者重新进行放射外科治疗前的定位。其实就是两个不同治疗放在同一住院周期内完成，并无太多特殊性，也不在本章讨论范围之内。

一、定义

颅内肿瘤立体定向活检同期联合伽玛刀治疗（同期序贯诊疗），指使用兼容立体定向设备先进行颅内病灶的细针穿刺活检，在快速病理结果能大致给出诊断且不移除立体定向设备的前提下，再根据病理诊断序贯进行放射外科治疗的方法。治疗强调"同期"，即不拆除为手术而准备的立体定向设备，以及"序贯"即放射外科治疗紧接着立体定向活检。重点是活检后的快速病理诊断结果，该结果不仅决定了活检后放射外科治疗的必要性，也决定了治疗需要给予的参数，如周边剂量、照射范围和治疗策略等。

二、适应证

同期序贯诊疗的适应证主要包括如下症状和初步诊断的患者。

1. 原发性中枢神经系统淋巴瘤（ primary central nervous lymphoma，PCNSL ）

（1）高龄且（或）全身情况差（通常指 KPS 评分低于 50 分），且（或）患者已经有明显颅内高压，需要迅速缓解颅内高压的状态。

（2）患者有治疗意愿，但暂时不考虑放疗和（或）后续化疗，仅接受局部积极治疗。

（3）其他手段（如腰部穿刺）无法确诊但高度怀疑 PCNSL，需要在正规化疗前迅速缓解症状的患者。

2. 转移瘤

（1）全身 PET 和其他检查方法未发现原发病灶，但颅内病灶的影像学表现高度怀疑为转移瘤的患者。同期序贯诊疗的优势是可以辅助明确病灶的病理类型，提供组织样本进行二代测序，为后续全身治疗及靶向（免疫）治疗提供依据。

（2）已经明确原发病灶，但常规靶向治疗对体部控制良好而颅内病灶控制不满意，颅内仍有反复发作或者病灶进行性增大的患者。同期序贯诊疗可以为患者提供颅内组织样本进行二代测序检查，及早发现与体部肿瘤不同的突变位点，以便后续进行靶向或者免疫治疗，同期还可以使用放射外科进行肿瘤治疗。

（3）部分在 MRI 上边界不清，需要术中冰冻来明确有无边缘转移的患者。

（4）多发脑转移瘤需要评估颅内病灶诊断，且同时有病灶位于脑室通路上引起脑积水的患者。

3. 部分特殊良性肿瘤

（1）Ⅱ型神经纤维瘤病：解剖位置浅表的肿瘤如凸面脑膜瘤，由于颅内病灶较多，除非病灶巨大，否则开颅手术不能解决患者的实际问题。可以进行立体定向直视下的活检，主要为患者的药物治疗提供组织样本，同时又可以对颅内病灶进行同期治疗。

（2）病灶位于功能区，开颅手术可能造成明确的功能损伤，影像学上高度怀疑为低级别胶质瘤（本文仅限 WHO Ⅰ 级），可以在活检后局部同期进行放射外科治疗，以控制肿瘤进一步生长。但该过程高度依赖于快速病理的解读，如果最终病理为高级别胶质瘤，可能反而会对后续治疗造成不利影响。最好在与患者充分沟通，并且同时判断患者不太能承受更激进的临床治疗的前提下进行。

4. 可能有争议的适应证

（1）高级别胶质瘤：由于病灶实际界线不清，且多数指南推荐有正规治疗流程，一般不推荐作为同期序贯诊疗的适应证，除非患者意愿强烈，但可能是未来同期序贯诊疗的一个方向。

（2）生殖细胞瘤：由于目前研究推荐全脑全脊髓放疗和（或）化疗，局部的放射外科治疗多用于已经有全脑放疗病史复发的患者，初诊患者不推荐同期序贯诊疗。

（3）其他良性肿瘤：其他深在良性肿瘤如颅咽管瘤、脑膜瘤等质地多数比较坚韧，很难通过细针穿刺活检获得组织样本，除非术者有丰富的穿刺手术经验。

三、相对禁忌证

1. 抗凝治疗后凝血功能异常的患者，需要停药或在内科指导下将凝血功能调整到适合手术的范围。

2. 巨大实体转移瘤或实体肿瘤存在内部急性出血可能，患者的颅内高压症状已经危及生命，需要紧急开颅手术。

3. 对于临床诊断与冰冻切片的快速病理结论明显不一致（如临床诊断转移瘤，但冰冻切片病理诊断高度怀疑胶质瘤）的患者，需要等待正式病理报告，不宜同期序贯诊疗。其他类似有诊断矛盾的都应该算在此类。

简而言之，同期序贯诊疗的适应证和禁忌证较单纯立体定向穿刺手术更为狭窄。其适用范围较为有限。

第二节　立体定向活检联合放射外科治疗颅内肿瘤的治疗流程、并发症处理及随访

一、治疗流程

同期序贯诊疗的治疗流程总体包括 3 个阶段：活检阶段、等待和解读快速病理阶段、放射外科治疗阶段。

（一）活检阶段

活检阶段的主要步骤包括治疗前评估、立体定向设备固定、影像学定位、手术计划、手术前处理、手术和术后处理 7 个步骤。本节对常规穿刺注意事项和步骤不再赘述。下文按阶段分别介绍不同于常规手术的治疗要点。立体定向设备固定以医科达公司的 Leksell 头架为例。流程也可以参考《立体定向颅内病变活检术中国专家共识 2021 版》中的详细介绍。

1. 同期序贯诊疗前评估

（1）手术耐受性评估：包括全身情况评估、麻醉耐受性评估和手术前常规检查等。对于同期序贯诊疗病例，最好进行患者一般情况的详细评估，至少有 KPS 评分或者 ECOG 评分；对于转移瘤患者，建议同期进行 RPA 评分等。常规基于框架的立体定向穿刺多数是在局部麻醉下进行，对患者心肺功能要求较低；如果使用机器人操作，患者还要进行全身麻醉耐受评估。手术前均进行凝血功能的常规评估，凝血功能明显异常者不可进行同期序贯诊疗。目前研究尚未发现凝血功能检测结果和放射外科治疗后病灶出血之间有密切关系。

（2）患者特殊状态的评估：如 PCNSL 患者的皮质激素停药问题。有研究表明，短期用药并不会影响最终的病理诊断阳性率，除非患者已经到了需要地塞米松来挽救的程度，术前激素停用至少

3～5天应该是多数中心的常规操作，而同期序贯诊疗对于冰冻切片病理结果准确性的依赖尤其高，因此也认同在治疗前暂停使用皮质激素3～5天。

2. 立体定向设备固定　不同于单纯的放射外科治疗，同期序贯诊疗安装头架时要考虑手术中保证患者呼吸通畅，尽可能好地暴露患者口鼻部，便于在紧急情况下为患者提供充足的氧气甚至插管。因此，常规仰卧位安装头架时不能出于放射外科治疗方便而仅考虑病灶是否尽量在基础环的中心。对于需要侧睡的病例，由于使用前横杠为直线形而不是"凸"字形，因此保证呼吸通畅和口鼻部充分暴露较为困难，要在尽可能保证呼吸道通畅的同时，注意病灶仍然尽可能位于基础环的中心部位，以免超过穿刺弧弓能达到的坐标极限。要达到上述目标，主要还是通过轻度旋转基础环或调整基础环和眶眦线的夹角来实现。此外，不同于单纯的穿刺活检手术，完成头架安装后仍然需要进行气泡仪的测量，以确定后续SRS治疗时的源皮距，避免术后患者需要平卧而带来测量困难。

3. 影像学定位　为制订穿刺计划方便，定位影像应尽量包括头皮的数据，能扫描到头皮上方空气更佳，这样就可以在计划系统进行定义时直接使用Image功能，而无须再进行源皮距测量，为后续的放射外科治疗创造条件。常规扫描序列必须包括增强T1序列和3 mm无间隔扫描，在穿刺前先对后续要进行放射外科治疗的病灶进行评估，如已经发现病灶脑膜转移或颅内广泛转移，需要与患者提前充分沟通，确认是否直接进行放疗。如MRI扫描时可包括T2序列更佳，便于对水肿的范围和严重程度进行评估，部分疾病需要考虑包括FLAIR序列。国内已有部分学者在提高活检诊断阳性率的影像学方面做了一些研究。有条件的可以使用PWI和MRS作为辅助影像学检查，提高穿刺病理诊断阳性率。影像学定位还要包括足够的信息，便于评估患者在放射外科治疗后是否有出现急性脑积水的风险。

4. 手术计划　不是所有的中心都有独立的立体定向手术计划系统，但在可以进行同期序贯诊疗的中心中，多数都有放射外科计划系统。通过GammaPlan等治疗计划系统可以方便获取穿刺点的坐标，但不易获取穿刺入路的信息，包括穿刺弧弓的圆角和弧弓角，极端情况下可以使用MRI工作站进行手工计算，也可以参考国内崔亚辉等

的经验使用3D-Slicer软件结合手机App进行穿刺道设计。有独立手术计划系统的中心，无论是使用SurgiPlan还是BrainLab的工作站，都可以明确穿刺时的圆角和弧弓角。SurgiPlan可以以模拟穿刺针道，显示穿刺路径上可能遇到的结构或血管。

对于已有脑积水且尚未进行脑室腹腔分流手术的患者，或放射外科治疗后可能出现急性脑积水的病例，应该同步设置脑室外引流针道。部分患者无法进行MRI定位，如有心脏起搏器、体内植入物、造影剂过敏或幽闭恐怖症患者，需考虑定位时螺钉的伪影尽可能不要覆盖病灶，这与单纯放射外科治疗病例不同。进行单纯放射外科治疗时，若未固定头架，可以先进行不带框架的CT增强扫描，再与定位CT图像配准后减少螺钉伪影的影响。而同期序贯诊疗时，穿刺活检术后阶段并不移除框架，放射外科治疗前推荐再次定位，此时必须考虑螺钉的伪影。如有条件，使用没有伪影的碳纤维螺钉更佳。

5. 手术前处理　患者在等待手术期间可以提前使用抗生素和抗癫痫药物，一般不再使用皮质激素，避免影响病理判断和患者血压。对于有颅内高压的患者，应尽快安排手术，不宜频繁使用脱水药物，以免影响穿刺准确性。患者等待手术期间可以使用非阿片类镇痛剂，缓解头架固定带来的不适，避免血压和颅内压进一步升高。

6. 手术　手术阶段应着重判断穿刺后严重出血的可能性，如判断术后出血可能大，应该在术后及时拆除立体定向固定装置，复查CT，择期再进行放射外科治疗。

手术时应避免在病灶周边过多穿刺，防止在送冰冻切片病理时干扰病理科准确判断病灶性质。优先将根据手术经验判断肿瘤可能性最大的异常组织送冰冻切片病理。Gulsen认为需至少取两个针道，取6次样本，可以明显提高穿刺阳性率。但临床实践中，由于要调整耳轴的坐标，有框架立体定向活检很少使用双针道，目前文献报道的穿刺阳性率均为95%左右。

已有较多文献讨论穿刺针道种植问题，应该予以重视，避免不必要的反复穿刺。理论上，应在瘤内肿瘤边界内的深处多进行取样，瘤内靠近瘤周处、肿瘤与正常组织交界处和邻近肿瘤的正常组织内，应该避免取样，防止在退针时瘤内压力高于周围正常脑组织而从针道挤出，造成医源

性肿瘤种植。

如要在手术中同步留置脑室外引流，应该在活检后再放置脑室端管，避免先放置脑室外引流后引起病灶移位，或减压过速造成瘤内出血。

穿刺针选择建议使用 2.1 mm 外径的穿刺针；建议使用 3 mm 侧孔，避免使用 5 mm 侧孔，可减少穿刺引起的出血风险。2.5 mm 外径、侧孔 10 mm 的穿刺针虽然可以一次性获得大量样本，但似乎更易引起出血，这在同期序贯诊疗中应尽量避免。现有临床证据也表明，无框架手术中，1.8 mm 外径的穿刺针并发症发生率明显低于 2.5 mm 穿刺针，同时诊断阳性率并不低于后者。

如病灶位于皮质浅表处，可在直视下直接以较小的取瘤镊抓取肿瘤。需要注意颅骨孔成形定位精度较高，最好借助磨钻等工具，在穿刺针引导下准确定位成形。获得足够样本后，尽可能用明胶海绵填塞空腔，以电凝或其他手段尽量封闭皮质创口，防止肿瘤细胞沿着脑脊液在脑组织表面播散。

如手术顺利，在切口缝合创面包扎后应避免习惯性拆除定向固定装置，可以在术前就在固定立柱上以胶带做好标记，防止误拆。

7. 术后处理　术后应该尽快复查 CT，了解穿刺道出血情况。如瘤内已有明显出血，即使出血量少，也建议先暂停后续的放射外科治疗。但究竟出血量到多少可能加重病情，目前的定量研究标准似乎过于苛刻。若 CT 未见明显出血，术后可以酌情使用脱水药物和皮质激素对症治疗，改善患者症状。同期序贯诊疗的患者应尽快进行放射外科治疗，避免患者在手术后长时间等待。有脑室外引流的患者，可在二次定位前进行脑室外引流；但二次定位后不宜再行外引流，可在放射外科治疗结束后再引流。

（二）等待和解读快速病理阶段

当快速病理结果和术前临床诊断基本吻合时，可以考虑立即再次进行放射外科治疗前的 MRI 定位，尽快进行后续的放射外科治疗。快速病理结果仅能提供大致的诊断方向，如常见的"小圆细胞恶性肿瘤"这样较为模棱两可的诊断，需要结合患者影像学资料，必要时尽快组织小规模的多学科联合会诊来决定是否进一步行放射外科治疗。其间应该与患者和（或）其家人充分沟通。有条件的中心可以等待冰冻切片结果，根据结果反复送组织样本。

对于阴性结果，如多次冰冻切片病理都无法确诊，建议及时拆除框架，等待正式病理结果再进行下一步治疗。

（三）放射外科治疗阶段

由于需要进行同期序贯诊疗的患者多数患有需要紧急放射外科干预的疾病，如 PCNSL 和脑转移瘤（尤其是前者）。其放射外科治疗的策略略不同于传统的放射外科治疗，其治疗目的在于快速缓解患者的神经功能障碍和（或）颅内高压，为患者后续的顺利治疗创造条件或争取时间。因此，同期序贯诊疗的放射外科治疗策略应该以"简单有效"为前提。

治疗方案应该根据术后重新定位的 MRI 或 CT 图像制订，但可以利用手术前的定位图像预先制订计划，在接收二次定位的图像后对计划做出适当修改，以减少患者等待时间。

需要采取此策略进行治疗的病灶通常较大，且可能形态不规则，制订计划时应追求覆盖完整性，牺牲部分适形性，同时合理使用较大准直器，减少照射时间。尤其对于 PCNSL，部分病灶呈"云雾状"增强，为计划制订带来较多困难，此时可使用计划系统自带的自动设计功能并进行优化。以上为同期序贯诊疗过程中放射外科治疗的基本原则，下文详述如何实现上述原则。

1. 靶区确定　常规靶区确定和单纯放射外科治疗基本相同，通常使用横断面 T1 增强扫描上强化的部分作为靶区边界。但部分肿瘤在与正常组织接壤处会存在不同程度的血脑屏障破坏，引起造影剂外渗，因此建议参考 T2 相。在有明确瘤周脑水肿的病例中，高信号的水肿带可以衬托出病灶可能的"实际边界"。

造影剂在瘤周的外渗现象还与注射造影剂时间与扫描时间的间隔有关，间隔越长，外渗现象可能更加明显。在进行二次定位时，由于第一次定位时注射的造影剂已经充分渗透到组织间隙，病灶 T1 增强上的病灶可能远大于病灶的实际大小。虽然有报道称 T1 强化的边界外有肿瘤的渗透，部分指南也推荐病灶边界外的剂量外放，但目前的治疗数据并未发现肿瘤控制率由于传统的靶区勾画方法而下降。但为了提高自动设计时的实际覆盖率，可以在使用 T1 增强图像勾画完靶区后，使用工作站自带的靶区外扩功能，将病灶边界外放

1~2 mm，外放带来实际靶区的体积增大与病灶直径平方近似正相关。例如，外放 1 mm，对于直径 3 cm 和 4 cm 的肿瘤，其差值比为 9：16，即同样外放 1 mm，4 cm 直径的肿瘤其体积增大的部分是 3 cm 直径肿瘤增大体积的 1.78 倍。但增大的体积与原有体积的比值是个和原有直径成反比的数字，4 cm 直径的肿瘤增加的相对体积并不比 3 cm 直径的肿瘤大。使用计划系统自动外放功能主要为了自动计划提高实际肿瘤覆盖率（详见下文）。

关于转移瘤活检针道的种植转移问题，甚至可见于胶质母细胞瘤病例。有报道称，活检后有 50% 的种植转移率，平均发生时间为穿刺后 5 个月（时间范围 2.3~17.1 个月）。但是否有必要进行预防性照射，目前仍存在争议。同期序贯诊疗作为追求迅速改善症状的治疗，如果对针道进行照射，不但会增加照射时间，还会增加照射体积，增加并发症发生率；并且多数患者在治疗后还要进行全身系统治疗，也可以抑制颅内肿瘤的生长。对于不幸日后发生的针道种植转移，可以参考 Brutto 的报道，对于种植肿瘤也进行放射外科治疗。

2. 自动计划参数设置 GammaPlan 可以进行自动计划设置，如有 Lightning 版本的计划系统，则效率更高，对计划制订者的经验要求也更低。常规方法是设定完靶区后，使用计划系统的自动功能，先进行靶点填充，填充时可以选择扇区的大小偏向，较大的病灶可以将扇区（准直器）大小偏向直接调到最大。

需要调整的主要参数在优化选项中，优化参数可包括覆盖率、选择性、梯度指数和照射时间。其中照射时间只有在事先已经设定周边剂量和等剂量线时才能使用。有研究表明，自动优化时覆盖率目标函数的参数设置为 0.9 左右，选择性和覆盖率的和等于 1，一旦覆盖率设置，无法更改选择性（即覆盖率参数选择 0.9，则选择性参数等于 0.1）。这里 0.9/0.1 指的是优化函数方程的参数，并非计划系统直接可以达到的指标。梯度指数在同期序贯诊疗中相对不是很重要，一般设为 0.2。优化过程要勾选"删除权重较小的靶点"选项，这样计划系统可以自动删除权重很小的靶点。自动优化过程是一个对目标函数反复迭代逼近的过程，通常目标函数的数值达到 0.9 以上可以较好地满足临床需求。理论上，函数可以无限迭代计算下去，不停对靶点中的扇区和权重进行排列组合，计算时间足够

长可以接近函数极限值 1。由于国内尚未引进医科达公司的 Lightning 计划系统，因此尚难体会其带来的照射时间缩短的巨大优势。

3. 周边剂量的选择 不同于单纯放射外科治疗，同期序贯诊疗时，患者在迅速缓解症状的同时不引起明显不良反应是主要目的。因此，在治疗疾病时可以参考目前已经发表的诸多巨大转移瘤的治疗文献，如用每次 12 Gy，间隔 2~4 周，共 2 次；或每次 9 Gy，间隔 2 周 1 次，共 3 次。以上方案可以规范写成 S12 Gy-2/4 w-12 Gy 和 S9 Gy-2 w-9 Gy-2 w-9 Gy，其中首字母 S 表明是分阶段治疗，横线中为间隔时长。PCNSL 是放射性高度敏感的肿瘤，通常给予 14~15 Gy 就可以达到很好的局部控制。由于 PCNSL 患者往往病情进展迅速，患者情况较差，不能耐受长时间的治疗。可以根据线性二次方程，将 α/β 值设定为 10，根据目标剂量 14~15 Gy，推算单次给予的剂量 9~10 Gy。PCNSL 的间隔时间应该在 2 周。此外，由于淋巴瘤是沿着血管浸润入脑组织的疾病，在第二阶段治疗时应在新的影像学数据提示的增强范围基础上适当外放 2~3 mm，避免首次照射野与二次照射野间的区域复发。对于仍然希望按照传统方法进行单次照射的患者，可根据 RTOG90-05 的建议，予以相应的周边剂量，但需注意同期序贯诊疗患者因有手术关系，短期内无法使用贝伐单抗类药物。为避免出现急性严重放射反应，需要辅助脱水和皮质激素治疗一个阶段。

4. 放射外科治疗期间的患者监护 采取同期序贯诊疗的患者多数病情较重。为保证患者放射外科治疗的安全性，必要时在治疗前进行药物治疗，包括使用中枢镇吐药、皮质激素和抗癫痫药物，避免患者在治疗时出现呕吐、头痛和癫痫发作。加强治疗期间患者的情况监测，除使用常规摄像头监测患者呼吸和运动外，建议有条件的中心使用远程监测设备，监测患者的心率、呼吸频率和氧饱和度情况。

5. 治疗后处理 患者在治疗完成后主要面对的 3 个常见问题有呕吐、癫痫和术区出血。放射外科治疗期间由于多种原因，造成患者有呕吐倾向，可以使用术后恶心呕吐评分系统对患者出现呕吐的可能性进行预估。其中，Apfel 评分系统是基于数千病例的统计总结而得，但病例来源主要是外科、骨科和妇产科，对神经外科有一定借鉴意义，可

以作为参考。国内已有学者尝试制订相应的神经外科为主的类似评分系统，必要时治疗后可以重复使用中枢镇吐药，但避免使用甲氧普胺类药物。此外，皮质激素也有辅助镇吐的作用。

对于无癫痫发作的病例，目前的指南并不推荐预防性用药。如有发作，可以根据发作种类和严重程度先使用药物，再进行 CT 复查。新出现的癫痫往往是皮质受到新的刺激所致，不要轻易用手术创伤刺激加以解释。及时发现颅内出血，为挽救病情创造条件。

术后颅内急性出血的比例不高，详细原因和处理于下文专门讨论。其他术后处理同常规手术后，可以使用足量皮质激素和脱水治疗。此处应注意 PCNSL 的处理，部分临床医师习惯用更高剂量的地塞米松以缓解症状，但笔者在临床实践中发现，大剂量长效皮质激素可造成精神异常、睡眠障碍、高血压和高血糖等问题，往往更难处理。

二、并发症及处理

同期序贯诊疗后的并发症主要为治疗后局部出血和急性放射反应。

1. 出血 出血的原因可能来源于手术本身和放射外科两方面。放射外科导致的出血非常罕见，可能是肿瘤出血和放射治疗的巧合，目前全世界也只有个案报道。本中心治疗 50 000 余例患者，其中约 1/3 为恶性肿瘤，只有 4 例发生放射外科后的急性出血，比例低于 1/3000。手术导致的出血在国内 2021 版共识汇总报道发生率为 0.5%～3%，国际上 Riche 等的数据表明有 0.8% 的致命性并发症发生率，症状性出血的发生率为 3%，而无症状性出血的发生率为 22.4%，超过 1/5。研究表明，51% 的症状性患者在术后 1 小时内发病，75.6% 的患者在术后 6 小时内发病，出血的高危因素有高龄（年龄超过 65 岁）、MRI 上病灶强化明显、胶质母细胞瘤、淋巴瘤和二次活检手术。国内学者的研究也有类似发现。

此外，Riche 还在研究中提出了穿刺后出血严重程度的评价标准，共分为 6 级。0 级：无任何并发症，研究对象中占比约 3/4；1A 级：术后 CT 检查可见出血，但患者没有任何症状；1B 级：患者有无须处理的轻微症状；2 级：患者有一过性症状，但经过治疗可以痊愈；3 级：患者有至少 6 个月的

神经功能障碍；4 级：穿刺活检造成死亡。由于同期序贯诊疗通常不用于易于出血的胶质母细胞瘤，理论上的出血概率应该更低。

简而言之，同期序贯诊疗的出血来源于患者固有因素和治疗外加因素。固有因素无法改变，治疗因素是人为可控的，正确的穿刺点选择、熟练的手术操作、相对较为稳妥的周边剂量选择，在理论上都有望进一步降低同期序贯诊疗的出血风险。

2. 急性放射外科治疗后反应 临床上可以观察到患者在放射外科治疗后出现各种病灶体积相关的不适感受综合症候群，这往往是多方面的原因造成。病灶本身的原因包括肿瘤体积本身的占位效应（尤其是转移瘤）、瘤周脑组织的水肿反应和病灶邻近的功能性结构受到刺激；手术导致的气颅，脑脊液流失造成的颅内压力改变，手术导致的少量渗血引起蛛网膜下腔出血的刺激，高放射剂量导致肿瘤细胞大量死亡崩解造成颅内病灶局部的炎症反应等，都有可能造成患者不适。上述不适被笼统归为放射外科治疗后反应，其在一定程度上限制了同期序贯诊疗的开展，因为不同治疗产生的不良反应会互相干扰，影响临床准确判断。通常情况下可以使用皮质激素药物改善，辅以其他对症治疗药物，如止血药、镇吐药和脱水药。对于有脑室外引流的患者，可以在放射外科治疗结束后适时重新进行外引流。真正意义上的放射外科治疗后急性或超急性（即刻）脑水肿的发生是很罕见的。

三、随访和疗效判断

随访一直是放射外科相关治疗后疗效评估的重要内容。同期序贯诊疗的随访与单纯放射外科的随访并不完全相同，其主要特点是随访和评估周期较短。

1. 随访 包括手术相关和非手术相关两个部分。通常手术相关的随访在患者手术住院期间完成，主要是 CT 复查，了解有无活检相关的出血。由于多数出血在治疗后 1～6 小时内出现，过了该时间窗后，如患者情况良好，则无须频繁进行 CT 检查。对于有明确术后出血的患者，在常规 6 小时内复查 CT，了解血肿进展，无临床症状进展的患者 24 小时内可以再次检查。如治疗流程中患者出现症状加重或意识状态的变化，可及时复查了解颅内病变进展；也可参考国外 Barkley 的研究，该小

组认为超过 0.05 cm³ 的出血都有可能造成急慢性的恶化，而出血可以发生在 24 ~ 30 天内。因此，出院时也要进行 CT 随访，以便评估出血的体积，防止出现迟发性的并发症。同期序贯诊疗期间通常不需要进行 MRI 的随访。

2. 疗效评估　同期序贯诊疗疗效评估主要包括临床症状评估和影像学反应评估两方面。①临床症状评估：包括患者的意识状态、一般全身状态和神经功能状态的评估。神经外科医师对于意识状态的评估通常使用格拉斯哥昏迷评分；对于全身状态评估使用 KPS 评分或者 ECOG 评分；对于神经功能状态的评估主要是对患者进行较为全面的神经系统体检，简易的肢体肌力检查可以及时发现患者的病情变化。②影像学反应评估：主要针对放射外科治疗后病灶退缩情况的评估，建议使用和定位条件相同的 MRI 增强扫描进行评估，有条件的中心应该进行容积随访。

常见的转移瘤和淋巴瘤都可以在治疗后 1 个月进行评估，如进行分阶段治疗，则无须进行额外的影像学评估，通常在第二阶段放射外科治疗定位时进行评估即可。MRI 影像学评估需要注意同时评估肿瘤的退缩和病灶周围水肿的转归，部分病灶退缩满意但水肿增大的患者需要进行进一步的处理，如合理使用脱水治疗和贝伐单抗类药物治疗。对于罕见的良性病变的同期序贯诊疗后评估，可以按照常规在治疗后 6 ~ 12 个月进行。

四、进展和发展方向

同期序贯诊疗作为一种应用范围较为有限的联合治疗方法，面对设备和技术的不断创新，未来可能有更广泛的应用空间。

近年来，无框架立体定向技术和设备趋于成熟，基于框架的活检有减少的趋势。无框架时的全身麻醉相对有框架较为便捷，极大改善了手术的条件。国内已有多篇文献报道了使用无框架机器人辅助系统进行穿刺活检。从初步的结果看，并发症的发生率和活检样本病理阳性率都和传统框架下穿刺活检并无太大差异。国际上已有直接比较两种穿刺方法的文献发表，Ungar 的研究表明，这两种技术在并发症发生率（含死亡率）和诊断阳性率方面都是相当的。但如前所述，无框架活检需要全身麻醉，麻醉周期（含麻醉到复苏）较有框架的局部麻

醉更长，功能区的手术也不方便和患者直接沟通来了解功能改变情况，因此尚无绝对优势可以取代框架定位的活检手术。此外，无框架活检术后，后续的放射外科治疗还要重新做相应的固定和定位。

无框架立体定向放射外科治疗技术也已经较为完善，国内不少中心都开展了以医科达公司 ICON 为代表的无框架立体定向放射外科治疗方法。其优点是可以不再依赖 Leksell 框架，缺点是必须在术后再做定位面罩和头枕，否则由于头发剃除、伤口包扎等原因，提前做好的面罩无法紧密贴合患者的头型。此外，目前的面罩对口鼻部的暴露不佳，除非患者情况较好，否则很难耐受。即便患者可以耐受面罩带来的不适，还存在着治疗期间患者的不自主活动监测超限的问题。一般而言，配合度很高的患者在使用面罩时，可以保证治疗精度的时间不超过 30 分钟，部分研究甚至认为不超过 19 分钟。如剂量率已经较低，对于颅内较大肿瘤，即使采用分阶段的治疗策略，治疗时间仍然非常长，患者难以长时间耐受面罩治疗时全身保持不动的状态，更何况患者可能还存在意识状态方面的问题。因此，减少患者不适的全程无框架同期序贯诊疗在目前仍然面临着较多问题。

在将来，同期序贯诊疗的另一个应用领域可能是部分胶质母细胞瘤。Azoulay 报道使用 40 Gy/5Fx 的立体定向放射外科治疗同步联合替莫唑胺来控制胶质母细胞瘤，PTV 是 GTV 外放 5 mm，严重急性不良反应发生率为 2/30，无进展生存期约 8 个月，总生存期为 15 个月，有 MGMT 启动子甲基化的患者可长达 20 个月。不过该研究主要针对开颅术后的患者，平均靶区体积为 60 cm³，如果是实体肿瘤，这样大的体积可能造成严重并发症。如果病灶位置深在或位于功能区且体积不大，在"边界"相对较明确的情况下，可以考虑使用无框架的同期序贯诊疗。

五、总结

同期序贯诊疗可应用于选择性的颅内良恶性肿瘤病例。主要目的是在同一住院周期内迅速缓解患者的症状，为患者的后续治疗争取足够的时间。不同于单纯的穿刺活检或单纯的放射外科治疗，同期序贯诊疗比较强调治疗的便捷性和有效性，治疗在缩短患者住院时长的同时，也可能带来并发

症发生互相干扰的弊端，需要谨慎选择病例，合理安排治疗流程，灵活处理并发症。

（吴瀚峰　潘　力）

参考文献

[1] 于新, 刘宗惠, 李士月, 等. 立体定向手术技术结合伽玛刀治疗颅内病变. 解放军医学杂志, 2001, 26(4): 288-290.

[2] 李德欣, 杨春梅, 喻骏, 等. 结合立体定向手术的头部伽玛刀治疗269例. 中国老年学杂志, 2013, 33(22): 5754-5755.

[3] Alesch F, Pappaterra J, Trattnig S, et al. The role of stereotactic biopsy in radiosurgery. Acta Neurochir Suppl, 1995, 63: 20-24.

[4] 黄立敏, 雷竹, 曹雪, 等. 低剂量诊断性放疗联合化疗在诊治颅内生殖细胞肿瘤中的价值. 中国癌症杂志, 2018, 28(4): 270-275.

[5] 中华医学会神经外科学分会功能神经外科学组, 中国医师协会神经外科医师分会功能神经外科学组, 国家神经外科手术机器人应用示范项目专家指导委员会. 立体定向颅内病变活检术中国专家共识2021版. 中华医学杂志, 2021, 101(43): 3534-3541.

[6] Beynon C, Wei S, Radbruch A, et al. Preoperative assessment of haemostasis in patients undergoing stereotactic brain biopsy. J Clin Neurosci, 2018, 53: 112-116.

[7] Bullis CL, Maldonado-Perez A, Bowden SG, et al. Diagnostic impact of preoperative corticosteroids in primary central nervous system lymphoma. J Clin Neurosci, 2020, 72: 287-291.

[8] 巨涛, 亓乾伟, 王亚明, 等. 1H-MRS引导脑立体定向活检术临床应用. 中国临床神经外科杂志, 2018, 23(2): 124-126.

[9] 刘春雷, 孙雅丽, 萨日娜, 等. CT、MRI、PET/CT联合立体定向活检术诊断多中心胶质瘤1例. 实用放射学杂志, 2018, 34(3): 491-492.

[10] 王群, 张家墅, 杨佳, 等. 表观弥散系数影像自动融合指导无框架立体定向颅内穿刺活检. 解放军医学院学报, 2016, 37(4): 308-311.

[11] 徐庆生, 叶科, 胡炽, 等. 多模态影像融合技术在颅内病变立体定向活检中的应用. 中华神经外科杂志, 2018, 34(4): 349-352.

[12] 余浩. 多模态影像在颅内病变立体定向活检术中的应用进展. 中国临床神经外科杂志, 2017, 22(3): 204-206.

[13] 赵景旺, 陈旨娟, 王增光, 等. 术中磁共振成像联合PET/CT指导立体定向颅内病变穿刺活检的疗效观察. 中华医学杂志, 2016, 96(9): 685-688.

[14] Chen P, Mei J, Cheng W, et al. Application of multimodal MRI and radiologic features for stereotactic brain biopsy: insights from a series of 208 patients. Br J Neurosurg, 2021, 35(5): 611-618.

[15] 崔亚辉, 喻剑华, 张斌海, 等. 3D-SLICER辅助手机定位脑活检一例. 中国艾滋病性病, 2019, 25(9): 972-973.

[16] Gulsen S. Achieving Higher Diagnostic Results in Stereotactic Brain Biopsy by Simple and Novel Technique. Open Access Maced J Med Sci, 2015, 3(1): 99-104.

[17] Yuen J, Zhu CX, Chan DT, et al. A sequential comparison on the risk of haemorrhage with different sizes of biopsy needles for stereotactic brain biopsy. Stereotact Funct Neurosurg, 2014, 92(3): 160-169.

[18] Barkley AS, Sullivan LT, Gibson AW, et al. Stereotactic brain biopsy hemorrhage risk factors and implications for postoperative care at a single institution: an argument for postoperative imaging. World Neurosurg, 2020, 144: e807-e812.

[19] Marx T, Rainov NG, Heidecke V, et al. Secondary tumor formation after stereotactic biopsy for intracerebral metastatic disease. Surg Neurol, 2001, 55(1): 41-45.

[20] Steinmetz MP, Barnett GH, Kim BS, et al. Metastatic seeding of the stereotactic biopsy tract in glioblastoma multiforme: case report and review of the literature. J Neurooncol, 2001, 55(3): 167-171.

[21] Carnevale JA, Imber BS, Winston GM, et al. Risk of tract recurrence with stereotactic biopsy of brain metastases: an 18-year cancer center experience. J Neurosurg, 2021, 136(4): 1-7.

[22] Del Brutto OH, Paulson G, Mena IX.. Metastatic seeding after a stereotactically-guided biopsy followed by gamma knife surgery. Arq Neuropsiquiatr, 2019, 77(1): 64.

[23] Cui T, Nie K, Zhu J, et al. Clinical evaluation of the inverse planning system utilized in Gamma Knife lightning. Front Oncol, 2022, 12: 832656.

[24] Fallows P, Wright G, Bownes P. A standardised method for use of the Leksell GammaPlan Inverse Planning module for metastases. J Radiosurg SBRT, 2019, 6(3): 227-233.

[25] Sjölund J, Riad S, Hennix M, et al. A linear programming approach to inverse planning in Gamma Knife radiosurgery. Med Phys, 2019, 46(4): 1533-1544.

[26] 吉莉, 李晓英, 张蕾等. 神经外科术后恶心呕吐预测模型的构建与评价. 护理学杂志, 2021, 36(10): 35-37.

[27] 中国抗癫痫协会专家组. 颅脑疾病手术后抗癫痫药物应用的专家共识(试行). 中华神经外科杂志, 2012, 28(7): 751-754.

[28] Riche M, Marijon P, Amelot A. Severity, timeline, and management of complications after stereotactic brain biopsy. J Neurosurg, 2021, 136(3): 867-876.

[29] 梅加明, 牛朝诗, 丁宛海, 等. 颅内病变立体定向活检出血的相关因素分析. 立体定向和功能性神经外科杂志, 2018, 31(1): 23-26.

[30] Callovini GM, Telera S, Sherkat S, et al. How is stereotactic brain biopsy evolving? A multicentric analysis of a series of 421 cases treated in Rome over the last sixteen years. Clin Neurol Neurosurg, 2018, 174: 101-107.

[31] 王佳, 赵全军, 王涛, 等. 国产神经外科医疗机器人Remebot行无框架立体定向活检术的应用研究. 中华神经医学杂志, 2017, 16(3): 291-295.

[32] 王俊文, 吴世强, 赵恺, 等. Remebot机器人辅助立体定向活检术诊断率的影响因素分析. 中国耳鼻咽喉颅底外科杂志, 2021, 27(3): 321-324.

[33] Ungar L, Nachum O, Zibly Z, et al. Comparison of frame-based versus frameless image-guided intracranial stereotactic brain biopsy: a retrospective analysis of safety and efficacy. World Neurosurg, 2022, 164: e1-e7.

[34] Wegner RE, Xu L, Horne Z, et al. Predictors of treatment interruption during frameless Gamma Knife Icon stereotactic radiosurgery. Adv Radiat Oncol, 2020, 5(6): 1152-1157.

[35] Ungar L, Nachum O, Zibly Z, et al. A phase I/II trial of 5-fraction stereotactic radiosurgery with 5-mm margins with concurrent temozolomide in newly diagnosed glioblastoma: primary outcomes. Neuro Oncol, 2020, 22(8): 1182-1189.

第六章
立体定向囊液抽吸术联合放射外科治疗囊性脑转移瘤

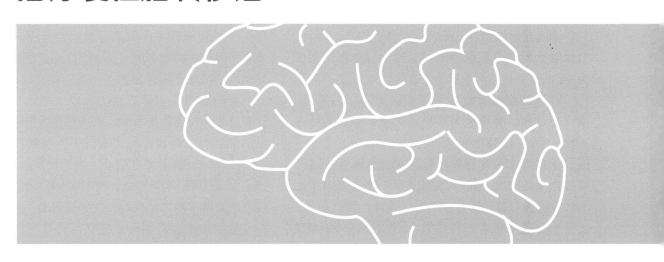

第一节 概述

脑转移瘤是指身体其他部位的恶性肿瘤通过血液或直接侵入颅内形成的恶性肿瘤，是常见的成人颅内肿瘤之一，约占颅内肿瘤的 15%。近年来，随着影像诊断技术的不断进步以及手术、放化疗、靶向药物、免疫等治疗技术的发展，使得恶性肿瘤患者生存期明显延长，脑转移瘤的发生率呈明显上升趋势。脑转移瘤进展快，预后不佳，死亡率高，1/3~1/2 的癌症患者直接死于脑转移瘤。脑转移瘤患者的自然平均生存时间仅 3~6 个月，而通过全脑放疗、手术、立体定向放射外科、抗血管生成治疗等综合治疗，其中位生存期也仅为 14~20 个月，严重威胁患者的生命健康。

脑转移瘤的肿瘤原发部位以肺癌、乳腺癌、消化道肿瘤、肾癌最为常见，其中肺癌脑转移占30%~40%，以肺小细胞肺癌和腺癌为主。文献报道，小细胞未分化癌如生存期超过 2 年者，脑转移发生率达 80%；非小细胞肺癌中驱动基因阳性的肺腺癌患者脑转移发生率明显增高，其中 EGFR 突变型肺腺癌患者脑转移发生率高达 60%；ALK 阳性肺腺癌患者脑转移发生率为 45%~70%。

肿瘤转移是一系列复杂的生物过程，包括：①逃避宿主的免疫攻击；②抑制基因失活、缺失；③黏附因子失活、血管生成因子异常生长；④细胞的恶性增殖；⑤耐受药物的治疗。脑转移瘤的具体转移机制并不十分清楚，可能与肿瘤本身的基因背景、血脑屏障、肿瘤免疫微环境等因素有关。其转移途径包括血行转移和直接侵入，血行转移是其最常见的转移方式，部分肿瘤如鼻咽癌可通过侵犯颅底骨质直接侵及颅内。脑转移瘤的发生部位最多见于大脑中动脉分布区和灰白质交接处，80% 位于大脑半球，其中又以额叶多见，15% 位于小脑。

脑转移瘤大多数为实性，囊性转移瘤相对少见。文献显示，颅内继发恶性肿瘤中约 16% 为囊性。Ebinu 和 Yamanaka 等认为额叶是囊性脑转移瘤最常见的部位，其次是顶叶及小脑。Higuchi 报道囊性转移瘤最常出现的部位是顶叶。囊性转移瘤形成的主要原因为肿瘤生长速度快，病灶中心部位血液供应较差，从而发生坏死、中心液化，其占位效应明显，临床症状重，给患者的生存质量及生存期带来极大的影响。基于囊性转移瘤的这些特点，其治疗较实性转移瘤更加困难、预后更差。

一、临床表现

囊性脑转移瘤有其自身特点，它由薄的囊壁和囊液组成。由于其生长快速的原因，囊性脑转移瘤一般体积较大，周围组织水肿范围大，占位效应明显，临床症状重。其临床表现以颅内高压、局灶性神经功能障碍为主。

颅内压增高主要表现为头痛、呕吐（伴或不伴有恶心）及视乳头水肿。头痛是男性脑转移瘤常见的症状，清晨或晚间出现较多，咳嗽或用力时头痛加重，剧烈时伴有呕吐。当病灶侵及脑膜时，多表现为持续剧烈头痛，经甘露醇、地塞米松、呋塞米等脱水药物治疗后，症状缓解多不明显。

局灶性神经功能障碍症状与肿瘤所在的部位密切相关，如大脑半球转移瘤可能出现精神症状、癫痫、锥体束损害、失语、感觉障碍、视野改变、失读、失认症等；鞍区肿瘤可能出现视觉障碍、内分泌紊乱；松果体区肿瘤出现上视不能、眼睑下垂、瞳孔对光反射和调节反射障碍；中脑及下丘脑受压可引起尿崩症、嗜睡、肥胖、发育停滞、性早熟；颅后窝肿瘤以共济失调、眩晕为主；若压迫第四脑室，可能因脑积水引起相应症状；若病灶位于脑干，可能出现多组颅神经功能障碍症状；脑桥小脑三角区转移可能引起耳鸣、耳聋、眩晕、颜面麻木或疼痛、面肌抽搐、面肌麻痹、声音嘶哑、饮水发呛等；一些多发囊性转移瘤可能表现出多种临床症状。

癫痫亦是囊性转移瘤的常见症状，可以是首发临床表现，发作类型不等，侵及大脑皮质或脑膜时更易出现癫痫发作。

一些囊性转移瘤可伴有瘤内出血，如肾透明细胞癌。黑色素瘤脑转移后伴出血较多，需与其他疾病引起的脑出血相鉴别。

二、影像学表现

囊性脑转移瘤由囊壁及囊液两部分组成，一般边界清楚，囊壁可以是光滑型、毛糙型及结节型，在影像学上易于诊断（图6-1、图6-2）。CT平扫时，囊壁呈等密度或略高密度，囊液呈稍高于或近似于脑脊液密度，均匀或稍不均匀；增强扫描可见囊壁明显增强，囊液无强化。MR平扫囊壁在T1WI和T2WI呈等或略高信号，增强扫描后囊壁明显增强，囊内液体一般呈长T1低信号，略高于脑脊液信号；长T2高信号，尤其在T2WI示囊内液体呈很高信号，要高于脑脊液信号，其信号强度形成的原因可能与囊内含有较多蛋白质及其衍生物有关。部分囊性转移瘤可伴有出血，囊液可见分层现象。若囊内有出血，影像信号表现会因出血所在时期而异。

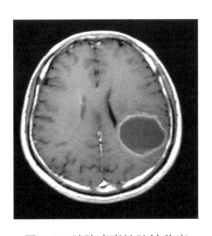

图 6-1　肺腺癌囊性脑转移瘤

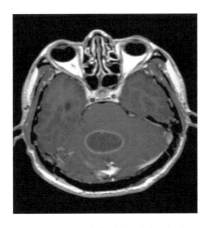

图 6-2　乳腺癌囊性脑转移瘤

三、诊断

囊性脑转移瘤的诊断一般比较容易。依据患者的临床症状、影像学特征及既往病史，大多数可明确诊断。但仍有少部分患者诊断较困难，尤其对于原发灶不明确或通过相关实验室检查仍不能找到原发病灶者，诊断需慎重。

囊性脑转移瘤在影像学上常需与胶质母细胞瘤、脑脓肿鉴别。它们在常规MRI检查中有相似的表现，不易区分。而MR弥散加权成像在两者鉴别诊断中有重要价值，依据瘤内囊性部分弥散系数（apparent diffusion coefficient，ADC）值，可提供明显的鉴别诊断依据。脑脓肿中囊性部分的ADC值明显低于脑转移瘤中囊性部分的ADC值。多数胶质母细胞瘤呈多叶侵犯，亦可侵犯一侧大脑半球，类似脑炎表现，通过胼胝体侵犯对侧形成蝴蝶状；其强化环壁呈不规则及厚壁花环状强化，花环不连续有助鉴别。MR弥散加权以及MRS有助于囊性脑转移瘤的鉴别。如遇确实诊断困难者，脑立体定向手术活检是确诊的金标准。

四、治疗方法

囊性脑转移瘤的治疗以提高生活质量、延长生存时间为主。治疗方式有手术切除、立体定向囊液抽吸术、放疗（全脑放疗、立体定向放射外科）、化疗、靶向治疗等，虽然都取得了一定疗效，但没有统一的标准。立体定向囊液抽吸术操作简单、手术创伤小、痛苦少、效果好，患者均能耐受（对于老年人、儿童或不能耐受手术和麻醉的患者均适用），所以越来越多地被应用于囊性脑转移瘤的治疗当中。

手术切除是囊性脑转移瘤的传统治疗方案，对于原发病灶控制稳定、颅内单发且较大的囊性转移瘤，手术能达到较好的效果，可以快速缓解由病灶占位效应引起的临床症状。但是对于功能区肿瘤、多发肿瘤，手术切除具有高风险及局限性。另外，由于手术使囊液快速释放，使其囊壁位置变化，致使其手术很难完全切除有肿瘤细胞的囊壁，在术后恢复期间，肿瘤可能进展快速，且术后仍需行放化疗；同时，对于一些特殊部位的囊性转移瘤，如接近脑室附近的肿瘤，术中囊液可能通过蛛网膜下腔或脑室播散转移；也有部分患者由于经过全身治疗或伴随其他基础疾病无法接受全身麻醉，无法耐受手术，因此开颅手术与否要综合多种因素来评估。

放疗是囊性脑转移瘤的另一选择。放疗目前常用的方式为全脑放疗（whole brain radio therapy, WBRT）及立体定向放射外科（SRS）治疗。传统观点认为全脑放疗能杀伤脑转移瘤的周围浸润细胞，杀伤某些影像学不能发现的亚临床病灶，对预防肿瘤复发有一定疗效。但对于囊性转移瘤，全脑放疗在快速缓解患者症状方面没有优势；而且对于大体积囊性脑转移瘤来说，全脑放疗的处方剂量依然受限，影响治疗效果，并且仍要关注全脑放疗带来的远期并发症。

以伽玛刀为代表的立体定向放射外科技术现在越来越多地应用于脑转移瘤患者的治疗当中，并取得了明显的效果。尤其对于实性脑转移瘤，文献报道肿瘤控制率在86%～90%。在多发脑转移瘤的治疗中，对于1～4个病灶的脑转移瘤，单纯SRS比单纯WBRT具有生存优势，且能更好地保留认知功能。亦有多项研究表明，对于5个以上甚至10个以上的转移病灶，应用SRS作为初程治疗亦可达到不劣于寡转移灶的局部控制率。基于此，SRS成为脑转移瘤的重要治疗手段。但囊性脑转移瘤因囊液本身对射线的抗拒性，使得单纯SRS同样具有局限性。

由于血脑屏障的原因，化疗在脑转移瘤中的作用一直被认为不尽如人意。但随着研究的深入，逐渐发现脑转移瘤患者的血脑屏障已然被破坏，使得一些无法接受手术、放疗的患者获得生存获益，但大多数应用于一些对化疗药物敏感的肿瘤，如小细胞肺癌、转移性生殖细胞瘤等。化疗药物主要有甲氨蝶呤、培美曲塞、环磷酰胺、铂类、依托泊苷等。Barlesi等发现，用培美曲塞和顺铂治疗非小细胞肺癌脑转移瘤患者效果明显，耐受性尚可，中位生存时间和进展时间分别为7.4个月和4.0个月。

第二节　立体定向囊液抽吸术联合伽玛刀治疗囊性脑转移瘤的基本原理、手术方法和剂量选择

脑转移瘤通常边界清楚；周边组织无转移癌浸润或浸润小；大部分病灶体积较小，使得绝大部分脑转移瘤适合行SRS治疗。SRS治疗的特点是在给予病灶最大剂量照射的同时能保护肿瘤周边正常脑组织，可有效提高治疗增益系数，减少放射并发症，提高疗效。

伽玛刀对于直径小于3 cm的转移瘤是明确的适应证，多项研究提示取得了良好的肿瘤控制率及无进展生存率；对于多发转移瘤，伽玛刀也取得了不逊于全脑放疗的肿瘤控制率；对于位置深或位于大脑功能区的肿瘤同样具有优势。临床中，脑转移瘤患者常合并多种基础疾病，如糖尿病、高血压等，全身状态差，难以耐受手术或全脑放疗，伽玛刀为其提供了有效的微创治疗手段。

众所周知，肿瘤体积、处方剂量与肿瘤控制率及患者生存期息息相关。而多年研究发现，囊性脑转移瘤常常体积较大，颅内占位效应明显，临床症状重，致残率和致死率高。伽玛刀治疗囊性脑转移瘤时，因病变体积大、囊液多、囊壁薄，接受高剂量射线的是中心囊性部分，边缘实体部分接受的剂量小，较小的周边剂量不足以杀伤肿瘤细胞。若想提高治疗效果，需加大覆盖剂量，而剂量容积效应可能会引起严重的并发症。Flikinger等和Pan等报道，对于肿瘤囊性成分体积在10 ml以上的脑转移瘤，单纯伽玛刀治疗效果不好。Kim等研究发现单纯伽玛刀治疗囊性脑转移瘤可控制实体部分，但囊性部分继续增大。

因此，对于囊性脑转移瘤需给予以个体化治疗，实施立体定向穿刺引流囊液，缩小肿瘤体积，使囊性脑转移瘤变实性，以使伽玛刀的治疗效果最大化。

一、基本原理

目前，伽玛刀被越来越多地应用于颅内肿瘤的治疗，包括脑转移瘤、脑膜瘤、垂体瘤、神经鞘瘤、脑动静脉畸形、三叉神经痛等，取得了明显疗效。在脑转移瘤的治疗中，SRS相对于其他

治疗手段具有一定的优势，主要体现在以下几个方面：①单次可以治疗多个病灶；②单次大剂量照射局部控制率高，在直径小于 3 cm 的单发脑转移瘤的治疗中，SRS 可实现媲美外科手术切除的肿瘤局部控制率；③ SRS 相对于 WBRT 而言，无论是对单发还是多发脑转移瘤的治疗，在改善患者生存率方面都具有优势（有学者从美国国家癌症数据库提取 5952 例小细胞肺癌脑转移患者的临床资料，其中 5752 例接受 WBRT 治疗，200 例接受 SRS 治疗，分析结果提示 SRS 相比 WBRT 可为患者带来更多的总生存获益）；④治疗简便，无须全身麻醉，一些具有基础疾病、体质差的患者仍能耐受，治疗时间大约需要几分钟到几十分钟。

立体定向囊液抽吸术是应用立体定向系统对颅内囊性病变进行囊液抽吸，从而达到快速缓解患者临床症状、减小肿瘤体积的一种方法，成为囊性脑转移瘤的一种精准、微创、安全、有效的治疗方式。立体定向囊液抽吸术为囊性脑转移瘤伽玛刀治疗提供了条件，主要表现在两个方面，一是经穿刺抽吸后能快速改善患者临床症状，使患者能够以更好的状态接受伽玛刀治疗；二是抽吸囊液后使肿瘤体积缩小，囊壁实性肿瘤聚集，可提高肿瘤照射剂量，更利于伽玛刀治疗，从而实现伽玛刀疗效最大化与副作用最小化的目标。

综上所述，立体定向囊液抽吸术和伽玛刀治疗具有相同的定位原理和平台操作技术，使两者可以有机结合，发挥更大的作用。

二、手术方法和注意事项

立体定向囊液抽吸术联合伽玛刀治疗囊性脑转移瘤的操作分两部分，第一步为立体定向手术囊液穿刺抽吸阶段，第二步为伽玛刀治疗阶段。

（一）立体定向手术囊液穿刺抽吸阶段

该阶段分为有框架与无框架立体定向技术。其基本步骤大致相同（图 6-3、图 6-4），具体如下。

1. 有框架立体定向技术 首先在局部麻醉下（若一些不能合作者可采用静脉辅助麻醉）将立体定向框架固定于患者的颅骨上，之后行头颅 MRI/CT 薄层增强扫描定位（对于囊性转移瘤一般采用 MRI 增强定位，无法接受 MRI 的患者，如有心脏起搏器者可采用 CT 定位），确定颅内病灶的空间坐标（X、Y、Z），再将影像学图像传输至立体定向手术计划系统进行手术规划，确定最佳手术穿刺靶点坐标和最佳手术路径；入手术室后，根据病灶位置及患者状况选择合适的体位，卧位可使用头架连接器将立体定向框架与手术床连接；按常规手术要求进行皮肤消毒、铺巾，安装立体定向仪配套的导向装置，按照术前设计的入颅点切开头皮、钻孔、尖针刺破硬膜，按照术前确定的靶点进针至靶点位置，进针过程中可感受落空感，拔出针芯，抽吸囊液。若为较小体积的病灶，可行单纯囊液抽吸；若病灶体积大，则需植入引流管

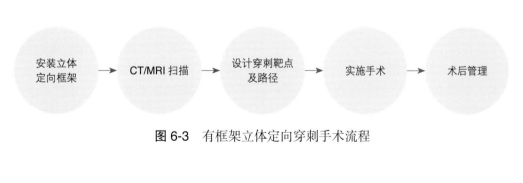

图 6-3　有框架立体定向穿刺手术流程

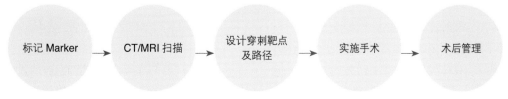

图 6-4　无框架立体定向穿刺手术流程

或 Ommaya 囊。

2. 无框架立体定向技术 无框架立体定向囊性脑转移瘤囊液抽吸术包括神经导航系统和神经外科机器人手术两种，其手术步骤与有框架立体定向技术基本相同。主要不同在于应用神经导航系统或神经外科机器人手术不需要在局部麻醉下安装立体定向框架，而是通过在患者头部粘贴 Marker 作为标记，或利用头、面部特征点进行扫描后注册与匹配后进行病灶轮廓勾画、靶点路径三维可视化设计，获得靶点三维坐标值（X、Y、Z），使虚拟手术定位空间与现实手术操作空间相吻合，并计算出最佳的入颅点和穿刺轨迹。

无框架立体定向技术的优势在于以下几点：①能减轻患者安装立体定向框架的痛苦，减少术前准备时间；②能实时观察穿刺路径上冠、矢、轴层面的三维立体构图，便于理解病变与周围组织的关系，从而自由勾选和更换靶点，减少系统误差；③对于一些不能配合的患者（如儿童及意识障碍、大面积颅骨缺损等患者）更适合；④由于没有框架阻挡，对于颅后窝（小脑和脑干）病灶穿刺更容易。

注意事项：①安装立体定向头架时，应将要抽吸的病变尽量置于立体定向头架中心位置；②定位框架 Y 轴与颅内 ACPC 连线水平面平行，尽量减少框架与头颅间旋转角、倾斜角和仰屈角；③定位扫描平面应与定位框平面平行；④大体积囊性转移瘤需置管引流者，靶点设计选择囊性肿物中心偏外侧，避免囊腔回缩后引流管进入脑实质引起出血，并可能导致引流管堵塞使引流困难；⑤手术路径和穿刺点设计尽量避开大血管、重要脑功能区等，降低手术风险；术前可模拟手术过程，选择最佳手术操作路径；⑥手术过程中，要有两名医师多次核对靶点 X、Y、Z 坐标数值，确认穿刺部位及深度；⑦穿刺抽吸囊液时需缓慢抽吸，一般 30 ml 以下者可一次性抽吸完成，更大体积囊液以抽吸 60% ~ 70% 为宜，或置管引流 48 ~ 72 小时，避免因囊液释放过快引起颅内或囊腔内出血。

（二）伽玛刀治疗阶段

立体定向囊液抽吸术后可快速缓解患者症状，并使肿瘤体积缩小，为伽玛刀治疗奠定了基础，需尽早行伽玛刀治疗，主要基于两个原因：一是囊壁存在分泌功能，单纯囊液抽吸后可能很快复发，肿瘤体积增大后使伽玛刀治疗效果不佳；置管引流后为避免颅内感染，置管引流时间不易过长；若植入 Ommaya 囊，依据患者身体状况可适当延长伽玛刀治疗时间。二是恶性肿瘤期生长方式特殊、进展快，因此需尽快行伽玛刀治疗。

通常情况下，立体定向囊液抽吸术后需常规复查头颅 CT，以明确囊液引流情况及是否存在出血。若囊液引流在 2/3 以上且患者能耐受，可在术后同时进行伽玛刀治疗。若进行有框架立体定向穿刺抽吸术，术后在患者能耐受的情况下，可直接再次影像学定位后同期行伽玛刀治疗。若为无框架立体定向手术，则评估患者情况后，在局部麻醉下安装立体定向头架；对于置管引流的患者，伽玛刀治疗过程中要暂时夹闭引流管，安装立体定向头架要避开引流管位置，避免头钉刺破引流管，根据病理类型、病灶体积、病灶部位、周边组织结构，选择不同直径准直器设计治疗计划并设定周边剂量；治疗结束后拆除立体定向头架，局部包扎。

临床认为，对于体积较小的囊性脑转移瘤，因其占位效应不明显，患者临床症状相对较轻，一次性抽吸囊液比较安全，术后复查头颅 CT 明确颅内情况后可同期直接行伽玛刀治疗。体积较大的囊性转移瘤患者通常症状较重，术中留置引流管或 Ommaya 囊，可在术后 24 小时内改善患者症状，复查头颅 CT 明确颅内情况后再行伽玛刀治疗。对于有框架立体定向手术，可根据患者是否耐受拆除或不拆除立体定向头架。与一次性抽吸囊液相比，留置引流可使囊液引流更充分、更彻底，避免短期内肿瘤囊液复发。

术后根据病灶周边组织水肿情况，给予甘露醇、地塞米松、呋塞米脱水治疗。对于术前有癫痫发作者，要继续常规应用抗癫痫药物；若评估有癫痫发作可能，需在术后应用抗癫痫药物。抗癫痫药物的选择一般依据以下几点：①生物利用度完全且稳定；②半衰期较长，每日服药次数少；③一级药代动力学特征即剂量与血药浓度成比例变化；④蛋白结合率低，并且呈饱和性；⑤无肝酶诱导作用；⑥无活性代谢产物。

三、伽玛刀治疗的剂量选择

伽玛刀是利用钴 -60 释放 γ 射线使生物体内的细胞失去活性而发挥作用，为单次大剂量照射。伽玛刀治疗脑转移瘤的剂量选择是整个治疗的关键，其原则是在肿瘤周边正常组织可耐受的剂量范围内尽可能提高肿瘤的照射剂量，但仍需考虑过大剂量可能导致的并发症情况。综合文献报道，伽玛刀治疗囊性脑转移瘤的剂量分布为周边剂量 12 ~ 24 Gy，中心剂量 25 ~ 38 Gy。

剂量选择要依据肿瘤体积、肿瘤部位、病理类型、患者 KPS 评分等综合因素来考虑。Petrovich 通过多因素分析认为，影响剂量及预后的因素是 KPS 评分（＜70 分或＞70 分）、有无系统性疾病、组织学类型及肿瘤体积。肿瘤体积是治疗和预后的主要影响因素，肿瘤体积大使处方剂量难以达到有效治愈剂量。为避免发生放射性坏死，需降低放射剂量。Vogelbaum 等报道肿瘤直径＜2 cm、2 ~ 3 cm、3 ~ 4 cm 的脑转移瘤患者经伽玛刀治疗后 1 年的肿瘤控制率分别为 85%、49%、45%。Hasegawa 等报道伽玛刀治疗体积＜4 cm^3 的患者，1 年和 2 年的肿瘤控制率分别为 84%、77%；而肿瘤体积＞4 cm^3 的患者，其 1 年的肿瘤控制率只有 49%，并认为肿瘤体积是肿瘤控制率的重要影响因素。Lee 等报道体积＜15 cm^3、伽玛刀治疗的放射剂量＞15 Gy，是脑转移瘤患者治疗的重要预后影响因素。肿瘤部位亦是剂量选择的考虑因素，如病灶位于功能区或神经丰富的区域，剂量选择要考虑正常组织的耐受剂量。肿瘤的病理类型也影响剂量选择，对于一些对射线敏感的囊性脑转移瘤，如小细胞肺癌，可适当降低周边剂量以减少并发症；而一些对射线不敏感的脑转移瘤，应在保护周边危及器官的同时尽可能提高肿瘤照射剂量。总体来讲，剂量选择需要个体化进行。

四、Ommaya 囊植入联合伽玛刀治疗囊性脑转移瘤

对于大体积囊性脑转移瘤，由于囊液多，单纯穿刺引流后病灶体积仍大，且单纯大量抽吸囊液会增加颅内出血的风险，因此需置管引流。囊性脑转移瘤囊液蛋白质含量高，遇空气后容易凝固而使引流管堵塞，而 Ommaya 囊植入有明显的优势。Ommaya 囊植入创伤小，可反复多次抽吸囊液，使囊性病灶尽可能缩小，肿瘤实体部分或囊壁组织集中，为伽玛刀治疗奠定了基础。同时，Ommaya 囊植入在伽玛刀治疗后仍可继续留置。若病灶囊液增多，仍可反复抽吸，避免再次手术。

Ommaya 囊植入的另一个作用是可以通过 Ommaya 囊进行化疗。由于血脑屏障的特殊结构，化疗受到许多限制，化疗药物只能凭借药物的脂溶性通过血管内膜细胞，从而进入肿瘤细胞产生作用，这样的模式影响了药物作用的速度与效率。埋置 Ommaya 囊可以直接通过囊内注入化疗药物进行治疗，提高化疗药物的效果。刘续磊等报道 46 例利用 Ommaya 囊治疗囊性脑转移瘤的病例中，有 5 例肿瘤病灶大致消失，肿瘤缩小在 50% 以上且生活质量改善的有 21 例，有 11 例患者肿瘤缩小 25% ~ 50%，有 6 例肿瘤无明显变化且生活质量稳定，有 3 例病情恶化或出现新病灶。许德志等报道 24 例经 Ommaya 囊植入联合放化疗和囊内化疗的病例，治疗后中位生存期为 16 个月，而单独放化疗病例的中位生存期仅为 6 个月。由此可见，囊性脑转移瘤患者经 Ommaya 囊植入化疗是有效的。

第三节　立体定向囊液抽吸术联合伽玛刀治疗囊性脑转移瘤的疗效分析与并发症处理

一、疗效分析

立体定向囊液抽吸术治疗颅内囊性脑转移瘤可缩小肿瘤体积，缓解临床症状，提高肿瘤局部控制率，延长生存期，为下一步治疗奠定良好的基础。

在囊性肿瘤体积减少方面，FumiHiguc 等研究发现，穿刺后囊液体积减少达 50% 以上。Park 等报道，囊性转移瘤穿刺引流后平均肿瘤体积缩小 77.9%。Higuchi 报道了相似的治疗效果，引流后肿瘤体积由 20.3 cm^3 减少到 10.3 cm^3，平均随访 11 个月，获得了较好的肿瘤控制率。国内亦有相似结果的报道，徐浩祥报道了 19 例患者行立体定向

穿刺引流术，引流后肿瘤平均体积减小 28.84 cm³。于新等报道应用立体定向囊液引流结合伽玛刀治疗脑转移瘤患者 79 例，伽玛刀治疗的平均处方剂量为 18.7 Gy，抽吸前肿瘤体积 25.6 cm³，抽吸后肿瘤体积平均为 12.3 cm³，平均体积缩小率为 52%。孙君昭等报道 Ommaya 囊植入联合伽玛刀治疗大型囊性脑转移瘤 18 例，植入前肿瘤体积为 32.5～62.3 ml（平均 38.6 ml），经多次抽吸、伽玛刀治疗后，肿瘤体积为 12.8～30.1 ml（平均 18.2 ml）。这些研究均提示立体定向囊液抽吸对肿瘤体积缩小有明显作用。

在缓解患者临床症状方面，立体定向穿刺引流后可立即解除占位效应，缓解临床症状。Liu 等报道了穿刺引流后的症状立即改善率为 88.3%。Niranjan 等报道显示，13 例位于大脑深部（如脑干、丘脑及下丘脑）的囊性脑转移瘤患者行立体定向囊液抽吸后，其中 11 例患者症状得到改善。Park 等研究的 24 例囊性脑转移瘤患者在穿刺引流结合伽玛刀治疗后，神经系统症状好转率为 79.2%。郑宏

伟等报道 47 例囊性脑转移瘤患者使用立体定向穿刺引流和伽玛刀治疗，记录两组神经系统症状和体征的缓解率，随访 2 年，结果提示总缓解率为 85.11%。笔者所在中心治疗的囊性脑转移瘤患者中，行穿刺引流后临床症状即刻缓解率达 89%（图 6-5、图 6-6）。

在肿瘤局部控制率方面，立体定向囊液抽吸术后行伽玛刀治疗已被证实能提高患者肿瘤局部控制率。Franzin 等对穿刺引流结合伽玛刀治疗囊性脑转移瘤患者进行平均 11.3 个月的随访，肿瘤局部控制率为 91.3%。Higuchi 等报道 21 例囊性脑转移瘤患者行穿刺引流后伽玛刀治疗，结果提示其中 16 例肿瘤控制良好，平均随访 11 个月，19 例死亡，其中仅 3 例死于颅内进展。于新等报道应用立体定向囊液引流结合伽玛刀治疗脑转移瘤患者 79 例，治疗的平均处方剂量为 18.7 Gy，肿瘤局控制率为 93.1%。龚哲等探究伽玛刀联合立体定向穿刺引流治疗 21 例囊性脑转移瘤患者的疗效及术后中、远期疗效，结果提示局部控制率为 85.71%。徐浩祥

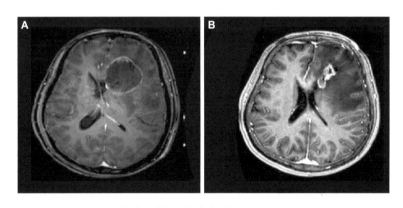

图 6-5　乳腺癌脑转移瘤穿刺前（A）、后（B）对比

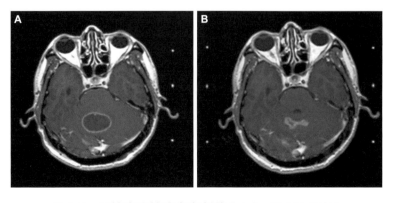

图 6-6　肺鳞癌脑转移瘤穿刺前（A）、后（B）对比

应用立体定向穿刺引流结合伽玛刀治疗囊性脑转移瘤 19 例，结果显示 6 个月和 12 个月的肿瘤控制率分别为 69% 和 48%。以上均提示，立体定向囊液抽吸联合伽玛刀在肿瘤局部控制率方面有明显的效果（图 6-7、图 6-8）。

在生存期方面，多项研究结果提示立体定向囊液抽吸术联合伽玛刀治疗可提高患者中位生存期及总生存期。Wang 等对 48 例立定向穿刺联合伽玛刀治疗的病例进行随访，中位总生存时间为 19.5 个月，1 年总生存率为 70.8%，2 年总生存率为 26.2%。Uchino 和 Shehata 分别报道脑转移瘤患者经伽玛刀治疗后中位生存时间为 7.5 个月和 26.6 个月。于新等报道经上述方式治疗囊性脑转移瘤 79 例，伽玛刀治疗的平均处方剂量为 18.7 Gy，1 年和 2 年生存率分别为 57.1% 和 32.1%。Franzin 等报道 30 例囊性脑转移瘤患者行立体定向穿刺引流联合伽玛刀治疗，平均生存期为 15 个月，1 年和 2 年生存率分别为 54.7% 和 34.2%。另有研究报道了 8 例和 15 例囊性脑转移瘤患者经立体定向穿刺后行伽玛刀治疗，结果显示其平均生存期分别

为 7.5 个月和 26.6 个月。龚哲等报道 21 例囊性脑转移瘤患者行立体定向穿刺引流联合伽玛刀治疗，随访 3 年，结果提示患者的中位生存时间及 6 个月、1 年、2 年生存率分别为 13.6 个月、82.98%、57.45% 和 23.40%。徐浩祥报道应用立体定向穿刺引流结合伽玛刀治疗囊性脑转移瘤 19 例，研究结果显示中位生存期为（10.55±5.37）个月。Pan 等报道穿刺引流联合伽玛刀治疗囊性脑转移瘤 1 年的患者生存率为 60%。

这些研究结果均提示，立体定向囊液抽吸结合伽玛刀治疗囊性脑转移瘤可以快速缓解颅内压，减轻颅内负荷，有效缓解神经系统症状和体征，提高患者 1 年和 2 年存活率，延长存活时间，提高生活质量。

二、疗效评价

疗效评价应包括影像学改变、神经功能评分、KPS 评分和晚期神经毒性反应。脑作为人体高级神经中枢，其神经功能丰富，很小的损伤即会导

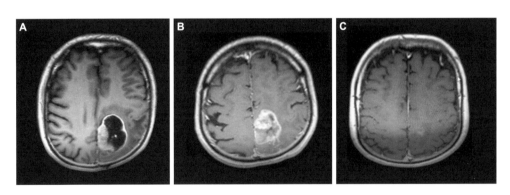

图 6-7 肺鳞癌脑转移瘤穿刺前（A）、穿刺后（B）及伽玛刀治疗后 3 个月（C）对比

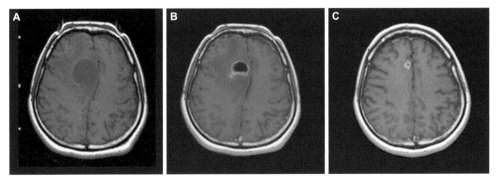

图 6-8 肺腺癌脑转移瘤穿刺前（A）、穿刺后（B）及伽玛刀治疗后 3 个月（C）对比

致严重的后果，因此疗效评价应综合考虑患者的一般状况、生活质量有无改善，影像学上肿瘤的变化程度（包括病灶大小的变化、强化的变化以及周边组织水肿情况），患者无进展生存期及总生存期，晚期的不良反应情况等。囊性脑转移瘤的治疗是姑息性的，主要以提高生存质量、延长生存时间为主，即使颅内肿瘤在治疗后能得到满意的控制，仍有大部分患者会出现原发病灶或其他部位转移的进展而导致死亡，因此疗效评价应综合多因素进行。

美国肿瘤放射治疗协作组（RTOG）采用的评价标准如下。①完全缓解：影像学检查所有病变消失，停用激素后神经系统检查稳定；②部分缓解：影像学检查所有病变缩小大于50%，服用稳定剂量激素后，神经系统检查改善或稳定；③稳定：病变缩小小于50%，神经系统检查改善或稳定；④进展：任一病变增大，出现新病灶，病变稳定但神经功能检查恶化。

通过影像学评价指标评估局部控制率，可通过测量肿瘤的最大径并通过伽玛刀软件计算肿瘤体积，分为以下几种情况。①完全缓解：脑转移瘤完全消失，出现失增强效应；②部分缓解：肿瘤直径缩小50%及以上；③无变化：肿瘤增大不超过25%，或缩小不到50%；④进展：病变增大25%以上或靶区周边复发。其中，"完全缓解＋部分缓解"定义为肿瘤局部控制，"无变化＋进展"定义为肿瘤治疗无效。

三、影响疗效的预后因素

囊性脑转移瘤预后差，其中位生存期短，影响预后的因素多。目前，临床有多个预后分类系统，应用最广泛的是RTOG的分类系统，但该分类系统在相关研究中未记录病变数目，使得部分数据统计受到限制。之后又提出了分级预后评估（Graded Prognostic Assessment，GPA），该评分系统进一步完善了脑转移瘤数目和颅外疾病情况对预后的影响，避免了原发病灶及全身疾病状况对预后判断的不确定性，减少了主观评价，能更好地提示预后。另外，立体定向放射外科治疗指数（sore index for radiosurgery，SIR）也是SRS预后评价系统中具有显著统计学意义的因素。SIR包括年龄（≥60岁，51~59岁≤50岁）、KPS评分（≤50分，60~70分，>70分）、全身疾病状态（进展、部分缓解或稳定、完全缓解或无病变）、最大颅内病灶体积（>13 cm³、5~13 cm³、5 cm³）和颅内病灶数量5个变量，每个变量按不同级别赋予0、1、2评分。SIR总评分为1~3分、4~7分、8~10分的脑转移瘤患者，其中位生存时间分别为2.91个月、7.00个月和31.38个月。Golden分级系统（Colden grading system，GGS）将年龄≥65岁、KPS<70分和有颅外转移定义为1分，年龄≤65岁、KPS>70分和无颅外转移定义为0分。多因素分析发现GGS和原发灶是有显著统计学意义的预后指标，推荐在SRS中使用。

通过多个预后评价系统不难看出，囊性脑转移瘤重要的预后因素包括年龄、KPS评分、脑转移瘤的数目、原位肿瘤病理类型、肿瘤总体积等。

（1）肿瘤病灶的总体积：目前，有关脑转移瘤体积与预后关系的研究中，大多数认为脑转移瘤的体积对预后有显著影响。Park等研究表明最初的肿瘤直径<2 cm与生存时间呈正相关。Ajay等的研究报道肿瘤的总体积<3 cm³的患者12个月的局部控制率为88.5%，而总体积>3 cm³的患者12个月的局部控制率为61.5%，肿瘤总体积与患者无进展生存时间显著相关。Bhatnagar等的研究也有类似的结果，多因素分析显示，肿瘤的总体积不仅与生存期有关，也与肿瘤的1年局部控制率相关。

（2）颅外肿瘤控制情况：目前，几乎所有关于脑转移瘤的研究都提示颅外肿瘤的控制情况对预后有着明确的显著影响。对脑转移瘤患者死因的分析发现，颅外疾病的恶化高达70%，而患者在原有系统疾病得到控制后生存期明显延长。Sheehan等采用伽玛刀治疗非小细胞肺癌脑转移瘤患者，总的平均生存期长达15个月，其中腺癌的中位生存期为10个月，其他病理类型为7个月，对有和无颅外疾病进展的预后进行对比发现，无颅外系统性疾病患者的平均存活时间近16个月，多因素分析认为颅外系统性疾病明显影响生存期。Jeremic等对SRS治疗脑转移瘤的14篇相关文献进行分析后认为，颅外肿瘤控制情况是影响预后的独立因素之一。

（3）KPS评分：KPS评分是评价肿瘤患者生活质量的重要且可靠的指标。目前多项研究显示，治疗前KPS评分的高低对SRS治疗脑转移瘤患者的生存期具有显著的影响，分值越高，生存期越长。Petrovich 等研究认为 KPS 评分以 70 分为界，> 70 分患者的生存时间要长于 < 70 分的患者，且 < 70 分时将影响患者的生存质量。

（4）肿瘤的组织来源：囊性脑转移瘤的组织来源以肺癌、乳腺癌、黑色素瘤多见，不同组织来源对放疗的敏感性不同，其中黑色素瘤预后较差。Sampson 等报道 702 例黑色素瘤脑转移患者的治疗结果，全组中位生存期为 3.65 个月，94.5% 的患者死于脑转移瘤。

四、不良反应及处理

（一）立体定向囊液抽吸术的并发症

立体定向囊液抽吸术的并发症较少。Franzin 等和徐浩祥等报道未出现任何穿刺引流后相关并发症。但亦有文献报道存在相关并发症，常见的并发症为出血、术后癫痫，而颅内感染及颅内积气罕见。出血可能出现在硬膜外、硬膜下、穿刺道及囊腔内，出血原因主要与穿刺路径血管异常、穿刺道经过较多的实性囊壁、囊液释放过快、过多囊液引起囊壁出血有关。

出血预防及处理：术前进行影像学检查，根据病变情况个体化设计入颅点、靶点和路径，尽量避开血管丰富区域和实性瘤体多的区域；术中操作轻柔，穿刺针缓慢穿入，囊液抽吸时需缓慢，不能快速引流；若穿刺针通道内发现有活动性出血，可注入凝血酶止血，或植入明胶海绵止血；术后即刻复查头颅 CT，明确颅内有无出血情况，一般情况下少量无症状出血无须特殊处理。对于具有手术指征的血肿，应立刻行开颅血肿清除或立体定向血肿引流术。

癫痫发作是立体定向囊液抽吸术的另一个并发症。尤其对于以癫痫为首发症状的患者，其在术中及术后发生癫痫的概率较大。癫痫发作对患者生活质量、认知功能和预后存在明显的影响。因此，对于脑转移瘤引起相关性癫痫的患者，抗肿瘤治疗应与癫痫治疗并重。对于术前存在癫痫发作的患者，需规律口服抗癫痫药物；若术中有病灶侵及大脑皮质，穿刺针刺激皮质出现癫痫发作的患者，需暂停手术，即刻给予抗癫痫药物如苯巴比妥等治疗，待患者发作停止后再行手术；对于病灶位于可能引起癫痫发作部位的患者，术后常规给予抗癫痫药物预防及控制癫痫发作。

颅内感染及颅内积气相对少见。放置引流管的患者应在术后 3 天拔除引流管，以避免发生颅内感染。颅内积气是由于病灶呈囊性，抽吸囊液后颅内压力降低导致。这两类患者需预防性应用抗生素。

（二）伽玛刀治疗的并发症

伽玛刀治疗的并发症相对少见。Franzin 等报道出现放射性坏死的概率为 7.6%。其主要根据 RTOG 放射反应分级标准评价中枢神经系统反应，可分为治疗期间的急性反应和治疗后 3 个月以上的慢性反应。急性反应主要是急性脑水肿，早期可能有癫痫和原发症状加重，但是发生概率非常小，近 1/3 的患者仅有头痛、恶心、呕吐、头晕等轻微症状，经过甘露醇、激素等脱水治疗后，大多数患者能耐受并逐渐好转；远期慢性反应主要有放射性脑损伤，主要是肿瘤周围的脑组织和结构发生放射性反应，可能来源于放射性脑坏死和瘤周水肿。

放射性脑坏死（cerebral radiation necrosis，CRN）作为 SRS 治疗脑转移瘤最严重的并发症之一，严重影响患者的生存质量及生存时间，其发生率相对较高，为 5%～50%，通常发生在放疗后 3 个月或更长时间（平均 11.6 个月），13%～17% 的患者在接受 SRS 治疗 1 年后会出现某种程度的 CRN。它的发生与发展主要取决于照射剂量、分割剂量和受照体积。总体而言，照射总剂量越高，分割剂量越大，照射体积越大，发生率越高。而且总剂量越高，分割剂量越大，越容易早期发生。应用化疗药物会进一步增加 CRN 的发生率，有研究报道放疗后辅助化疗使其发生率提高 5 倍。CRN 的发生机制尚不明确，从病理组织上来看，其主要变化为组织学脱髓鞘、血管异常和脑白质坏死。在动物模型中，可在白质坏死前数月发现血管异常，并且血管内皮生长因子（vascular endothelial growth factor，VEGF）呈高表达。

既往对于 CRN 的治疗主要有手术、激素、高压氧、抗血小板治疗等，但疗效并不满意。曾经开颅手术切除作为 CRN 主要的治疗手段，但其可导致神经功能损害，因而逐渐被其他治疗方案取代；糖皮质激素长期应用的不良反应较大，可导致精神疾病、免疫抑制、骨质疏松、向心性肥胖、伤口愈合不良等并发症；抗血小板和抗凝治疗方案曾经被推荐用于治疗 CRN，包括华法林、肝素和阿司匹林等，但此方案有增加出血的风险，尤其是患者需要同时化疗时；高压氧也曾被用于治疗难治性 CRN，但在全身其他肿瘤未控制时，可能会促进肿瘤生长。基于 CRN 的组织病理学特点，有研究者提出应用贝伐珠单抗治疗。贝伐珠单抗是一种人源化抗 VEGF 单克隆抗体，可抑制内皮细胞增殖和新生血管形成。CRN 的发生机制与 VEGF 相关，越来越多的临床研究支持贝伐珠单抗是治疗 CRN 的有效药物。Gonzalez 等率先报道贝伐珠单抗治疗对 CRN 有效，8 例患者经每 2 周 5 mg/kg 或每 3 周 7.5 mg/kg 剂量治疗后，神经系统症状均得到改善，影像学表现明显好转。Torcuator 等报道 6 例经活检确诊 CRN 的患者接受低剂量贝伐珠单抗治疗，MRI 显示 CRN 有所改善，增强扫描 T1 加权后和 FLAIR 图像上异常区域平均分别减少 79% 和 49%。在一项随机、双盲、安慰剂对照研究中，在贝伐珠单抗（每 3 周 7.5 mg/kg）治疗后，14 名活检证实 CRN 的患者在 T2 FLAIR 和 T1 组水肿体积中位数减少 59% 和 63%。虽然贝伐珠单抗治疗后出现了一些并发症，但这 14 例患者的临床症状有所改善。Wang 等报道对伽玛刀治疗脑转移瘤后 CRN 患者应用低剂量（每 2 周 3 mg/kg）贝伐珠单抗，结果显示有效。在一项前瞻性 II 期临床研究中，应用贝伐珠单抗治疗 CRN，以每 3 周 1 mg/kg 剂量治疗 3 个周期，初步结果显示，90% 的患者在治疗后症状的严重程度降低。

CRN 需与肿瘤复发相鉴别。Chao 等定义了 CRN 的标准：① MRI T1WI 有明显强化和明显水肿；②病灶退缩或稳定至少 4 个月；③ MRI 增强的高血供结节必须是低灌注的区域；④病灶区 FDG 摄取降低。脑 MRI 如灌注成像、波普成像有助于鉴别。

五、复发囊性脑转移瘤的处理

囊性脑转移瘤易复发，尤其是囊液可在短期内进展，因此对于大体积囊性转移瘤，置管引流成为其预防复发的关键。多次抽吸可使肿瘤占位效应明显缓解，对于一些伽玛刀治疗后仍复发的肿瘤，可再行穿刺抽吸术，并可在囊腔内注射 32P 进行治疗。部分病例评估首次照射剂量后可重复伽玛刀治疗，个别一些难治性囊性转移瘤可根据患者一般情况选择开颅手术治疗。

（王宏伟　何占彪）

参考文献

[1] 李晔雄. 肿瘤放射治疗学. 5 版. 北京. 中国协和医科大学出版社, 2018.
[2] 赵娟娟, 张国荣. 囊性脑转移瘤治疗进展. 立体定向和功能性神经外科杂志, 2017, 30(1): 59-62.
[3] 徐浩祥. 立体定向穿刺引流结合 γ 刀治疗囊性脑转移瘤的疗效观察. 新乡: 新乡医学院, 2016.
[4] 林宏远, 伊志强, 张家, 等. 脑转移瘤的病理学及生物学研究进展. 中华神经外科杂志, 2015, 31(11): 1181-1183.
[5] Ebinu JO, Lwu S, Monsalves E, et al. Gamma knife radiosurgery for the treatment of cystic cerebral metastases. Int J Radiat Oncol Biol Phys, 2013, 85(3): 667-671.
[6] Yamanaka Y, Shuto T, et al. Ommaya reservoir placement followed by Gamma Knife surgery for large cystic metastatic brain tumors. J Neurosurg, 2016, 105[Sup pl(12)]: 79-81.
[7] Higuchi F, Kawamoto S, Abe Y, et al. Effectiveness of a day aspiration plus Gamma Knife surgery procedure for metastatic brain tumor with a cystic component. J Neurosurg, 2012, 117 Suppl: 1722.
[8] Oh Y, Taylor S, Bekele BN, et al. Number of metastatic sites is a strong predictor of survival in patients with non-small cell lung cancer with or without brain metastases. J Cancer, 2009, 115(13): 2930-2938.
[9] 魏友平, 沈钧康, 周明岳, 等. 囊性脑转移瘤的 MR 诊断及鉴别诊断. 中国介入影像与治疗学, 2009, 6(5): 465-468.
[10] Barlesi F, Gervais R, Lena H, et al. Pemetrexed and cisplatin as first line chemotherapy for advanced non-small cell lung cancer(NSCLC) with asymptomatic noperable brain metastases: a multicenter phase II trial(GFPC0701).Ann Oncol, 2011, 22(11): 2466-2470.
[11] 徐浩祥, 魏孟广, 张文彬. 立体定向穿刺引流术结合伽玛刀治疗囊性脑转移瘤. 中国临床神经外科杂志, 2016, 21(4): 252-254.
[12] Franzin A, Vimereati A, Picozzi P, et al. Stereotactic drainage and Gamma Knife radiosurgery of cystic brain metastasis. J Neurosurg, 2008, 109(2): 259-267.
[13] Pan HC, Sheehan J, Stroila M, et al. Gamma knife surgery for brain metasta form lung cancer. J Neurosurg, 2005, 102(Suppl): 128133.
[14] Kim MS, Lee SI, Sire SH. Brain tumors with cysts treated with Gamma Knife radiosurgery：is microsurgery indicated. Stereotact Funct Neurosurg, 1999, 72(Suppl 1): 38-44.
[15] Uchino M, Nagao T, Seiki Y, et al. Radiosurgery for cystic metastatic brain tumor. No Shinkei Geka, 2000, 28(5): 417-421.
[16] Robin T. Radiosurgery alone is associated with favorable outcomes for brain metastases from small cell lung cancer. Lung Cancer, 2018, 120: 8890.
[17] Petrovich Z, Yu C, Giannotta SL, et al. Survival and pattern of failure in brain metastasis treated with stereotactic gamma knife radio surgery. J Neurosurg, 2002, 97(5)：499-506.
[18] Vogelbaum MA, Angelov L, Lee SY, et al. Local control of brain metastases by stereotactic radiosurgery in relation to dose

to the tumor margin. J Neurosurg, 2006, 97: 907-912.

[19] Hasegawa T, Kondziolka D, Flickinger JC, et al. Brain metastases treated with radiosurgery alone: An alternative to whole brain radiotherapy? Neurosurgery, 2003, 52(6): 1318-1326.

[20] Lee SR, Oh JY, Kim SH. Gamma Knife radiosurgery for cystic brain metastases. Br J Neurosurg, 2016, 30(1): 43-48.

[21] Park WH, Jang IS, Kim CJ, et al. Gamma knife radiosurgery after stereotactic aspiration for large cystic brain metastases. J Korean Neurosurg Soc, 2009, 46(4): 360-364.

[22] 于新, 张剑宁, 孙君昭, 等. 立体定向囊液引流结合伽玛治疗囊性脑转移瘤. 山东医药, 2011, 51(28): 20-22.

[23] 孙君昭, 张剑宁, 郭胜利, 等. Ommaya 囊置入结合伽玛刀治疗颅内囊性转移瘤. 中国微侵袭神经外科杂志, 2021, 26(2): 72-73.

[24] Liu X, Yu Q, Zhang Z, et al. Same-day stereotactic aspiration and Gamma Knife surgery for cystic intracranial tumors. J Neurosurg, 2012, 117 Suppl: 45-48.

[25] Niranjan A, Witham T, Kondziolka D, et al. The role of stereotactic cyst aspiration for glial and metastatic brain tumors. Can J Neurol Sci, 2000, 27(3): 229 - 235.

[26] 郑宏伟, 冯文, 陈昌平, 等. 立体定向穿刺引流结合伽玛刀治疗囊性脑转移瘤的疗效及预后. 中国临床保健杂志, 2019, 22(3): 396-398.

[27] 龚哲, 单国用, 侯继院, 等. 伽玛刀联合立体定向穿刺引流治疗囊性脑转移瘤疗效观察. 医药论坛杂志, 2018, 39(6): 46-48.

[28] Wang H, Qi S, Dou C, et al. Gamma Knife radiosurgery combined with stereotactic aspiration as an effective treatment method for large cystic brain metastases. Oncology Letters, 2016, 12(1): 343-347.

[29] 刘续磊, 陶荣杰. 化疗泵在治疗囊性脑转移瘤中的临床应用. 实用医学杂志, 2008, 24(17): 3033-3034.

[30] 许德志, 王勇, 徐军, 等. 放化疗联合Ommaya囊注入化疗治疗囊性脑转移瘤的临床观察. 疑难病杂志, 2014, 13(1): 30-33.

[31] Sneed PK, Mendez J, Vemervan Den Hoek JGM, et al. Adverse radiation effect after stereotactic radiosurgery for brain metastases: incidence time course and risk factors. J Neurosurg, 2015, 123(2): 373-386.

[32] Kohutek ZA, Yamada Y, Chan TA, et al. Long term risk of radio necrosis and imaging changes after stereotactic radiosurgery for brain metastases. J Neurooncol, 2015, 125(1): 149-156.

[33] Kim JH, Chung YG, Kim CY, et al. Upregulation of VEGF and FGF2 in normal rat brain after experimental intraoperative radiation therapy. J Korean Med Sci, 2004, 19(6): 879-886.

[34] 王孝深, 胡超苏. 放射性脑坏死的新认识与防治. 中华放射肿瘤学杂志, 2016, 25(9): 911-916.

[35] Gonzalez J, Kumar AJ, Conrad CA, et al. Effect of bevacizumab on radiation necrosis of the brain. Int J Radiat Oncol Biol Phys, 2007, 67(2): 323-326.

[36] Torcuator R, Zuniga R, Mohan YS, et al. Initial experience with bevacizumab treatment for biopsy confirmed cerebral radiation necrosis. J Neurooncol, 2009, 94(1): 63-68.

[37] Levin VA, Bidaut L, Hou P, et al. Randomized double blind placebo controlled trial of bevacizumab therapy for radiation necrosis of the central nervous system. Int J Radiat Oncol Biol Phys, 2011, 79(5): 1487-1495.

[38] Aslan A, Kaya ZB, Bulduk EB, et al. Prophylactic bevacizumab may mitigate radiation injury: an experimental study. World Neurosurg, 2018, 116: e791-e800.

[39] Zhuang H, Zhuang H, Shi S, et al. Ultralow dose bevacizumab for cerebral radiation necrosis: a prospective phase II clinical study. Onco Targets Therap, 2019, 12: 8447-8453.

[40] 刘宗惠, 周东学, 于新, 等. 脑转移癌的伽玛刀治疗. 中华医学杂志, 2004, 84(24): 37-39.

[41] 于新, 张剑宁, 孙君昭, 等. 立体定向囊液引流结合伽玛刀治疗囊性脑转移瘤. 山东医药, 2011, 51(28): 20-22.

[42] Wang XS, Hu CS. Research advances in prevention and treatment of cerebral radiation necrosis. Chin J Radiat Oncol, 2016, 25(9): 911-916.

第七章
立体定向放射外科治疗颅咽管瘤

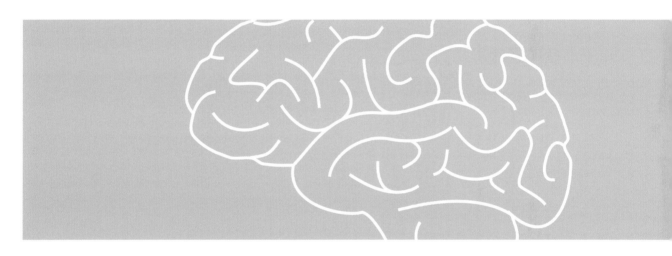

第一节　概述

颅咽管瘤（craniopharyngioma，CP）是颅内最常见的先天性肿瘤，占儿童颅内肿瘤的5.6%~15%，属WHO I级肿瘤。其在组织学上分为造釉细胞型颅咽管瘤（adamantinomatous craniopharyngioma，ACP）和乳头型颅咽管瘤（papillary craniopharyngioma，PCP）。ACP几乎都发生于儿童，成人罕见；而PCP则多见于成人。颅咽管瘤发病年龄有两个高峰，一个是在5~14岁，另一个是在50~74岁。

一、研究现状

目前，颅咽管瘤的主要治疗方法是手术和放疗。由于肿瘤多呈局部浸润性生长，与垂体柄、视神经和下丘脑粘连紧密，手术完全切除十分困难，导致高致残率和高死亡率，术后复发率高。放疗存在部分肿瘤不敏感或超过安全剂量的问题，常导致垂体功能低下，需要终生激素替代，严重影响患者的生存质量和寿命。尽管颅咽管瘤在组织学上是良性的，但临床上属于难治性肿瘤。即使采取各种综合治疗措施，患者的10年和20年复发率仍高达54%和95%，其治疗仍然是一大难题。

其他针对颅咽管瘤的治疗手段十分局限，故其治疗仍面临诸多未解难题，如开颅手术与神经内镜下经鼻蝶入路手术的疗效比较和适应证选择，术中肿瘤切除程度与术后并发症之间的关系，术后辅以放疗的时机，肿瘤发生机制以及分子靶向药物研发进展等。

二、手术治疗

目前，颅咽管瘤的治疗仍以手术切除为主，但由于肿瘤周围复杂而重要的解剖关系（如视神经、视交叉、垂体柄、颈内动脉、大脑前动脉、大脑中动脉及其他穿动脉、垂体、丘脑下部等）和肿瘤本身因素（如部位、钙化、范围、粘连等）所限，手术全切除率仅为18%~84%，术后严重并发症发生率较高，术后死亡率高达1.7%~5.4%。而

且术后复发（影像学证实肿瘤全切除者的10年复发率为0~62%，次全切除或部分切除后10年的复发率为25%~100%）和远期垂体、视丘下部功能障碍也是困扰神经外科多年的难题。复发性颅咽管瘤的治疗难度明显增大，不仅手术全切除率明显下降（仅为0~25%），而且围术期的死亡率（10.5%~24%）和致残率明显上升。对于这种良性肿瘤，目前手术治疗的总体结果并不令人满意。

三、放疗

放疗（普通分次外放疗、SRS治疗和肿瘤内放射性同位素间质内放疗）作为颅咽管瘤的单独或辅助治疗措施，已显示出明显的治疗效果。颅咽管瘤对放疗的敏感性也得到广泛的临床证实和多数学者的认可。

作为辅助治疗，普通分次外放疗可明显减少手术后肿瘤的复发率，但其对肿瘤周围重要结构的放射性损伤的高发生率大大限制了其临床应用。SRS可以用较小的总剂量更好地覆盖病变，且总次数较普通放疗更少。Leavitt报道视神经所受放射剂量大于8 Gy时，放射性视神经损害的发生率为1%；大于12 Gy时发生率为10%。

对于放疗方式的选择，普通放疗分割照射的优势不明显。X刀、射波刀治疗颅咽管瘤研究例数较少，其疗效及安全性尚需更多样本的长期随访研究予以确认。

伽玛刀治疗颅咽管瘤的研究较多，对于适宜的病例疗效确切、安全性好，但剂量的选择十分关键。囊性颅咽管瘤可采用放射性同位素进行近距离放疗。对于囊实性颅咽管瘤，SRS联合囊内放疗可取得较好的疗效。研究报道肿瘤缩小或消失率为70.9%~87.5%，肿瘤稳定占比为3.1%~19.3%，肿瘤增大占比为9.4%~9.6%；术后视力改善率、垂体及视丘下部功能低下发生率、5年和10年生存率均与手术治疗相似。原海军总医院（现为解放军总医院第六医学中心）于1987年开始在国内率先开展了立体定向间质内放疗治疗颅咽管瘤的临

床研究，至今已完成 2500 余例，是目前全球治疗病例数最多的单位，临床随访发现总体疗效满意。笔者团队对 SRS 联合间质内放疗治疗的 67 例囊实性颅咽管瘤患者平均随访 114 个月，结果显示对大实体小囊性、大囊性小实体颅咽管瘤以及总体有效控制率均较高，视力受损者长期随访的改善率为 70.0%；治疗后 6～12 个月，有 4 例视力下降，4 例出现新的丘脑下部功能受损表现，1 例于术后 5 年出现一侧动眼神经不全麻痹，并发症发生率为 13.4%。综上，伽玛刀联合立体定向间质内放疗为囊实混合性颅咽管瘤提供了良好的肿瘤控制率和理想的远期生存率，是一种安全有效的治疗选择，具有很好的应用前景。

由于肿瘤往往与视觉通路、下丘脑和垂体关系密切，肿瘤控制与内分泌、视觉和神经认知功能紧密相联，颅咽管瘤的治疗仍然具有挑战性，通常需要多模式治疗以达到最佳的治疗效果。许多医师倾向于对可能有长期生存的肿瘤先进行次全切除术，再通过辅助治疗提高患者的生存质量。在患者随后的随访中，实性或囊性肿瘤的复发或进展往往需要采取额外的治疗措施。Leksell 立体定向放射外科是有价值的辅助策略，有利于残留或复发性颅咽管瘤患者的长期预后。

目前对颅咽管瘤的治疗仍存在争议，采用显微手术切除仍是主要的治疗手段，但手术彻底切除十分困难，死亡率及严重并发症的发生率均较高。据文献报道，手术全切除率为 45.7%～90%，全切组的手术死亡率为 4%～16%，全切后 10 年内的复发率为 10%～17%。对于手术后复发的颅咽管瘤，目前为止尚无有效的治疗方法。当视力迅速恶化时，完全切除仍然是一个合理的目标，能减少肿块占位效应。在很多情况下，只有次全切除术可以改善患者的结局。有报道在 71%～90% 的患者中发现，部分切除后残留的肿瘤会有进展。然而，复发性颅咽管瘤的重复手术与并发症的风险较高有关，且重复手术的总体死亡率较高（10.5%～40.6%），治愈率更低。在过去的 25 年里，许多中心都选择进行不太激进的初次手术，以保留或提高生存质量。已经有各种辅助放疗模态以治疗残留肿瘤，以提高长期疗效。这些策略包括 SRS 和分割放疗。使用纯释放 β 放射同位素腔内放疗、重复抽吸或使用博来霉素腔内化疗治疗复发性或进展性囊肿。采用 11～13 Gy 肿瘤边缘剂量，应用伽玛刀照射，报道的肿瘤控制率已达 70%～90%。较小的肿瘤有更好的放射外科治疗结果。SRS 是残留或复发的实体颅咽管瘤的一种有效治疗方法，具有良好的风险效益。

（赵虎林）

第二节　立体定向放射外科治疗颅咽管瘤的适应证和剂量选择

一、适应证选择

尽管伽玛刀具有单次大剂量集束照射、定位精确、靶区周围剂量陡然下降、周围结构受照射小等特点，但鞍区解剖复杂，病变与周围重要组织结构如视神经、视交叉、垂体、视丘下部及颅底动脉环等关系密切，因此在治疗的选择上应有严格的适应证。伽玛刀治疗颅咽管瘤的最佳适应证为体积相对较小（直径最好＜2 cm）、不伴有脑积水并与视神经视交叉有一定距离（最好小于 2～3 mm）的实体性颅咽管瘤。特别适合用于治疗位于鞍内、鞍旁或位置较低的肿瘤，因此类病变便于辨认视神经，疗效可能更理想。对于以囊性成分为主的颅咽管瘤，特别是多房性囊性颅咽管瘤，不论其部位与周围结构的关系如何，不适宜进行单纯的 SRS 治疗。

二、照射剂量选择

SRS 治疗的主要顾虑为视神经和视交叉的损伤。由于视神经和视交叉是颅内对放射线最敏感的组织之一，其单次照射的耐受剂量低于 8～9 Gy。以往已经接受放疗者，视路可能已经接受了耐受剂量，视力受损的危险性明显增加。病史较长且经过多种治疗方法无效或反复复发者，由于视神经和视交叉反复受压以及牵拉等手术干扰，其对单次剂量照射的耐受剂量也已明显降低，应引起注意。多数观点认为，对于 SRS 治疗前未失明的患者，视神经、视交叉和视束所受的剂量应在 8~9 Gy 以下，垂体、下丘脑所受的剂量应在 15 Gy 左右。至于放疗的处方剂量，已由开始时的 20~30 Gy 降至当前的 11~14 Gy，经随访其疗效并未受到明显影响，但视神经及视交叉受损并发症的发生率则明显下降。因此，颅咽管瘤的常规周边剂量应以 11~14 Gy 为宜，同时应考虑到周围组织的受照射剂量，以不造成视神经、视交叉、垂体及视丘下部的损伤为标准。对施照剂量较小者（8~9 Gy）应密切随访观察。对于因放射剂量不足所致的肿瘤控制不理想或肿瘤复发时，可考虑重复进行 SRS 治疗，但两次治疗的间隔时间应在半年以上。

Leksell 立体定向放射外科是复发或残留的颅咽管瘤的微创治疗方法，是多模态治疗非常重要的组成部分。自 1987 年以来，匹兹堡大学医学中心已经进行了 111 次伽玛刀放射外科治疗复发或残留的颅咽管瘤。颅咽管瘤的放射外科治疗剂量计划需要特别考虑，因为肿瘤邻近视交叉，因此设计了一个高度适形的剂量计划，在瘤体上部使用较小直径的射线以保持在视交叉附近剂量的急剧下降。当前的边缘剂量（11~13 Gy）与肿瘤控制率高度相关。使用当前基于 MRI 的剂量规划，可对肿瘤接触视交叉的部分使用低剂量（9~10 Gy）进行治疗，并检查和保持视交叉和视神经处的剂量衰减到低于 8 Gy。所有患者都接受了连续的脑部影像学、临床、眼科和内分泌评估。患者应在放射外科治疗后的头两年每隔 3~6 个月进行一次评估，在显示肿瘤生长得到控制和没有新的神经系统发现后，可以将随访间隔延长至每 1~2 年一次。

（曹卫东）

第三节　立体定向放射外科治疗颅咽管瘤的疗效评价、影响因素和并发症

一、疗效评价

Backlund 于 1979 年首先应用伽玛刀治疗颅咽管瘤，第一例患者接受了边缘剂量 20 Gy 的伽玛刀照射，但其于 4 个月后死于分流手术失败，尸检仅发现少量细胞岛存在，并未发现其他肿瘤细胞存活的证据。此后，他又联合伽玛刀和同位素内放疗为 4 例患者进行了治疗，随访 3.5 年均生活良好。Kobayashi 等于 1994 年报告了 10 例实体性颅咽管瘤的伽玛刀治疗结果，平均最大剂量和边缘剂量分别为 27.6 Gy 和 14.2 Gy，视神经平均接受剂量低于 13.0 Gy，平均随访 13.9 个月，结果显示 7 例肿瘤明显缩小，3 例出现中央坏死，无严重并发症。Chung 等于 1998 年报告了 21 例治疗结果，肿瘤体积 0.3~28 ml（平均 9 ml），中心剂量 19~32 Gy，边缘剂量 9.5~16 Gy，视路所接受的最大剂量为 3.2~12.5 Gy，随访 6~40 个月（平均 18.4 个月），结果有 19 例患者（90.5%）肿瘤得到控制（18 例缩小，1 例稳定），7 例视力、视野得到改善，无

视力下降。Prasad 报告 9 例患者治疗后，7 例实体部分得到控制，5 例含有囊性成分；3 例结合钇 -90 内放疗，结果有 2 例缩小，1 例无变化，2 例增大。

鉴于同位素囊内放疗能成功治疗囊性颅咽管瘤，而伽玛刀治疗对实体性肿瘤有效，于新等采用伽玛刀与立体定向同位素囊内置入内放疗相结合为 46 例囊实体混合性颅咽管瘤进行了治疗，38 例进行 6 个月至 2 年的随访，大实体小囊性肿瘤的有效控制率为 90%，小实体大囊性肿瘤的有效控制率为 85.7%，总有效控制率为 89.5%，所有 38 例中实体部分的控制率为 92.1%，且无严重并发症和死亡事件发生，效果较为满意。

笔者曾对 26 例行立体定向内放疗的老年颅咽管瘤患者进行统计分析，26 例中有 12 例行无框架立体定向囊液抽吸＋磷 -32 内放疗术，14 例行有框架立体定向囊液抽吸＋磷 -32 内放疗术，其中 10 例结合伽玛刀治疗肿瘤实体部分。立体定向穿刺抽出囊液 1.5~27 ml（平均 11.3 ml）。11 例患者术后当日即出现视力及视野不同程度的改善，未发生严重并发症及手术死亡事件。共有 22 例进行

了 12 个月至 6 年（平均 55 个月）的随访，4 例死亡，其余 18 例的肿瘤有效控制率为 83.3%。10 例结合伽玛刀治疗者中有 9 例进行了随访，对实体部分的有效控制率为 88.9%。所以，对老年颅咽管瘤患者，不能耐受开颅手术或手术后残留、复发者，可采用立体定向囊液抽吸 + 磷 -32 内放疗，对有实性部分者联合伽玛刀治疗，是治疗老年颅咽管瘤的一种简单、安全、有效的方法。

2010 年，美国匹兹堡大学 Niranjan 等报道了 46 例术后残留或复发的颅咽管瘤的伽玛刀治疗，共行 51 次治疗，肿瘤体积 1.0 cm^3（范围为 0.07 ~ 8.0 cm^3），周边剂量 13.0 Gy（9 ~ 20 Gy），中心剂量 26.0 Gy（20 ~ 50 Gy）。平均随访时间为 62.2 个月（12 ~ 232 个月）。结果显示，5 年后的总生存率为 97.1%。实体性肿瘤的 3 年和 5 年无进展生存率均为 91.6%，1 年、3 年和 5 年总体局部控制率（包括实体性肿瘤和囊性肿瘤）分别为 91%、81% 和 68%。没有患者在伽玛刀治疗后出现垂体功能低下，2 名患者由于肿瘤进展而出现同向偏盲。在所考虑的因素中，完整的肿瘤靶区覆盖与肿瘤的控制呈正相关。

随后，Kobayashi 等对 2004 年开始的为期 10 年对 29 例患者行 SRS 治疗的研究进行分析，患者平均肿瘤体积为 2.64 cm^3（0.3 ~ 9.3 cm^3），平均肿瘤边缘剂量为 11.7 Gy（8.2 ~ 9.3 Gy），中位随访期为 91 个月。随访评估显示 8 例完全缓解，12 例部分缓解，6 例无变化，3 例出现进展，2 例患者死于下丘脑处肿瘤进展。总体肿瘤反应率为 69%，肿瘤控制率为 90%。他们特别指出在这个研究系列中除了有 2 例患者确实显示出进一步的下丘脑功能障碍，未发现患者存在新的神经内分泌学症状或体征，基于 KPS 评分，14 例患者的治疗结果被认为属于"极好的"（KPS=100 分），9 例患者属于"好的"（KPS=90 分），2 例患者属于"一般"（KPS=70 ~ 80 分），1 例患者属于"差的"（KPS=50 ~ 60 分）。精算 5 年和 10 年的生存率分别为 96% 和 86%，5 年和 10 年的无进展生存率分别为 76% 和 76%。这些结果提示，控制肿瘤生长的有效肿瘤边缘剂量为 11 ~ 12 Gy，同时尽量减少放射不良反应。

Lee 报告了应用伽玛刀放射外科治疗 137 例颅咽管瘤患者的单中心经验。大多数患者（68.6%）在接受放射外科手术前已接受过切除手术，中位

肿瘤体积 5.5 cm^3，中位边缘剂量为 12 Gy，5 年和 10 年总体生存率分别为 91.5% 和 83.9%，5 年和 10 年的无进展生存率分别为 70% 和 43.8%，结果还显示较小的肿瘤体积与更好的放射外科治疗结果相关。有 8% 的患者出现新的激素缺乏症，2 例患者视野缺损加重，1 例发生新的动眼神经麻痹。

二、影响疗效的相关因素

在影响颅咽管瘤立体定向治疗效果的因素中，肿瘤的放射剂量不足是疗效不佳的主要原因。由于肿瘤与周围许多放射敏感组织（如视神经、视交叉、垂体、视丘下部等）关系密切甚至被肿瘤包绕其中，为保证这些放射敏感组织免受放射损伤而引起功能障碍，必然要降低肿瘤的放射剂量。Mokry 报道了 6 年间应用伽玛刀治疗 23 例颅咽管瘤患者的结果，经过 6 ~ 57.2 个月（平均 22.6 个月）的随访，14 例（61%）肿瘤明显减小；其中有 1 例在 3 个月后出现囊性复发，经囊腔注入博来霉素，得到成功控制；有 3 例患者为获得长期控制而进行了第二次伽玛刀治疗；有 6 例（26%）患者肿瘤继续生长。分析表明，这 6 例患者仅有 81% 的体积被包括在处方剂量的等剂量线内，这提示剂量不足是颅咽管瘤继续生长的原因。

肿瘤体积也是影响治疗效果的因素之一。颅咽管瘤的靶区体积越小，肿瘤生长抑制越理想。在病理分型方面，有人提出鳞状上皮细胞型和混合型对放射相对敏感，而成釉细胞型对放射不敏感。儿童颅咽管瘤通常以成釉细胞型多见，临床上肿瘤多呈囊性；而成人颅咽管瘤在病理分型上以鳞状上皮型多见，肿瘤通常呈实体性。因此，颅咽管瘤患者年龄越小，SRS 治疗的疗效越差，表现为肿瘤不易控制，易于复发。故针对儿童颅咽管瘤患者的特点，应采取综合治疗措施，囊性部分进行立体定向穿刺引流，囊内注入核素内放疗，尽可能消除囊腔，缩小肿瘤体积后再考虑实体肿瘤或残留肿瘤的 SRS 治疗，以减少复发机会。

三、并发症

视路受损（视力下降或失明）是 SRS 治疗鞍区病变最常见的并发症，与放射剂量有关。视神经与视交叉接受的放射剂量越大，视路受损的发生

率就越高。如果视神经已经受到不同程度的损伤，如接受过一定的射线量，受肿瘤压迫或手术牵拉损伤，则发生并发症的风险就随之增加。一般来说，视神经、视交叉的受照剂量低于 8 ~ 9 Gy 是安全的。其他并发症有尿崩症、垂体功能低下、下丘脑功能低下等。目前的资料尚不能表明这些并发症的出现与治疗剂量直接有关。放射性水肿与放射性坏死罕见，由 SRS 治疗所引起者尚未见报道。以上并发症可以是暂时性的，也可能是永久性的。永久性的垂体功能低下患者需要终生使用激素进行替代治疗，其他罕见的并发症有肿瘤恶变。Plowman 等报道了 1 例患者经 SRS 治疗后颅咽管瘤出现恶变，最终导致死亡，但该患者在 SRS 之前曾进行过常规外放疗，因而恶变不能全部归结于 SRS 治疗。2015 年，Liu 等报道一例 30 岁女性颅咽管瘤患者在 3 次手术（1 次开颅，2 次内镜辅助经鼻蝶

窦手术）后出现恶变，患者从未进行过任何放疗。但放疗可引起恶变，应引起足够的重视。与分割放疗相比，大多数放射外科研究报告新的激素缺乏症的发生率较低。因迟发性神经认知功能障碍，从 2000 年起，分割放疗基本上被弃用。

辅助 SRS 治疗也有利于患者避免尝试全切除手术的直接并发症。Gopalan 等回顾了 10 项伽玛刀放射外科系列研究，显示并发症发生率为 4%，比切除手术和不同形式的分割放疗的风险低。放疗后肿瘤消退的患者生存质量明显提高。匹兹堡大学医学中心的研究显示，对于较小的肿瘤和放射外科完全覆盖的肿瘤，放射外科治疗是最有效的治疗方法。

（方丹东　惠　瑞）

第四节　立体定向放射外科联合囊内照射治疗颅咽管瘤

核素囊内放疗是当前囊性颅咽管瘤的一种有效治疗手段，而 SRS 治疗确实对实体性肿瘤有效，以上两种治疗又各有明显的缺点。囊实体混合性颅咽管瘤都不是其最佳适应证。从以上事实可以推测，SRS 联合囊内放疗可有效治疗某些囊实体混合性颅咽管瘤。

一、适应证

立体定向囊内核素放疗适用于单纯的单一囊性颅咽管瘤，其治疗的最佳囊液体积是 3 ~ 40 ml，对囊实体混合性或多囊性肿瘤则不能达到有效的治疗。而伽玛刀治疗颅咽管瘤的最佳适应证为体积相对较小（直径最好 <2 cm）和距离视神经、视交叉有一定距离（距离最好 >2 ~ 3 mm）的实体性颅咽管瘤，特别适合位于鞍内、鞍旁或位置较低的肿瘤。

适合进行伽玛刀与立体定向核素囊内置入联合治疗的囊实体混合性颅咽管瘤应以单囊为主，其实体部分大多位于下方，与视神经之间有囊液相隔，则更利于实体部分的伽玛刀放射治疗。联合治疗过程中要重视囊性部分的处理，穿刺抽囊或

引流几日后先使其完全减压塌陷，置入核素的计算剂量应使囊壁的受照剂量达到 250 Gy，这样才能降低囊性部分的复发率。

二、手术操作及注意事项

（一）手术操作及要点

局部麻醉下安装 Leksell G 型立体定向框架，行病变区 MRI 薄层（层厚 2 ~ 3 mm，无间距）高分辨轴、冠状位增强扫描，通过各种媒介（如网络传送、磁盘或扫描仪等）将 MRI 图像数据分别传送至立体定向手术治疗及伽玛刀治疗工作站。立体定向手术采用 Aero Tech 立体定向手术计划系统进行手术靶点坐标的计算，并通过分析病灶及周围解剖结构的关系、三维模拟显示手术路径及仿真手术过程，确定最佳手术途径，尤其注意穿刺过程中避开脑室并避免对视神经和视交叉的损伤。根据病变特征先进行囊腔穿刺内放疗。

1. 穿刺抽液　根据病情可取仰卧位或坐位，按靶点计算出的 X、Y、Z 三维坐标数值，安装定向仪侧板及定位弓。装上导向系统，用 0.5% 利多卡因 20 ml 行局部麻醉，选好入颅点用 3 mm 电钻

行颅骨钻孔，或用细钻头（直径 2 mm）钻透颅骨内板。应用尖针刺破硬膜，抽囊液行瘤细胞检查及寻找胆固醇结晶体。初次治疗抽出的囊液多为褐黄色或浓咖啡色，黏稠囊液在灯泡下可见大量发光的胆固醇结晶体。抽液时可用含抗生素及凝血剂的生理盐水对囊内容物彻底冲洗，一般至冲洗液清亮、微黄为止。患者若有不适反应，可减慢或减少冲洗次数。

2. 注入同位素　选用胶体磷 -32 和钇 -90 作为颅咽管瘤内放疗的射线源。磷 -32 核素是一种低能量释放（0.26 MeV），软组织的穿透力弱（半径为 8.0 mm，平均最大穿透力为 7.9 mm）；钇 -90 核素也是一种低能量释放（0.93 MeV），软组织的穿透力弱（半径 1.1 mm，平均最大穿透力为 11.0 mm）。这种短距离组织穿透力对肿瘤周围重要血管或神经组织不会产生损害，从而可避免引起术后严重并发症。因这两种核素都是纯 β 射线，故能杀死肿瘤囊壁的上皮细胞，而且很少引起周围的放射性损害。另外，它们穿透软组织能力弱，故易于防护、保存和运送。

3. 同位素注射量的计算　瘤内放射性核素注入剂量一般按照囊壁上可接受照射量 200 Gy 的标准，根据肿瘤体积计算注入剂量；也可采用 Taasan 报道的公式计算，即：放射性核素剂量（μCi）=27.47× 囊容积（ml）。立体定向手术中，按囊腔大小把适量的核素直接注入囊腔内，留针 1 ~ 3 分钟后再拔针。同位素胶体注入肿瘤后，可立刻粘着在囊壁或肿瘤上。由于胶体不易流动，故常无外溢之忧；但对于小囊腔、囊壁很厚或实体性肿瘤活检造孔注入核素时，应注意防止外漏。推注同位素时应缓慢，注入后要留针片刻。如果估计术后可能出现核素外漏情况，可把止血用的海绵制作成细条送入穿刺针内，边拔针边用针芯推入海绵条使其堵塞囊壁穿刺孔，防止核素外溢。

4. 伽玛刀治疗　在伽玛刀治疗规划和治疗过程中，应注意辨别肿瘤和周围的解剖关系，尤应注意视神经、视交叉、垂体、视丘下部等结构的位置及其与肿瘤的关系。照射时特别注意避免其放射性损伤导致的严重后果。伽玛刀的放射治疗剂量最好为：中心剂量 24 ~ 30 Gy，周边剂量 12 ~ 15 Gy，视神经、视交叉受照剂量应低于 9 Gy。但视神经的放射性损伤依然是常见的并发症之一，若肿瘤距离视神经很近或已经受压、粘连，为保护

视神经、视交叉等周围重要结构，必然要降低病变组织的放射剂量，这也必然会影响肿瘤的有效控制率。

于新等应用立体定向囊内核素置入间质内放疗结合伽玛刀治疗 82 例手术后残留或复发的颅咽管瘤患者，其中男性 54 例，女性 28 例，年龄 3 ~ 70 岁。对实体肿瘤为主者，先行囊内穿刺核素内放疗，再行伽玛刀照射治疗共 21 例；对囊性肿瘤为主者，则先行实体部分肿瘤伽玛刀治疗，再行囊性部分的核素内放疗，共 61 例。结果显示，70 例患者接受 12 ~ 54 个月（平均 33.4 个月）的随访，对实体肿瘤为主、囊性肿瘤为主的总有效控制率分别为 94.1% 和 92.5%，无手术死亡及严重并发症发生。

笔者所在中心治疗颅咽管瘤的典型病例如图 7-1 ~ 图 7-5 所示。

（二）治疗原则

根据不同类型的囊实体混合性颅咽管瘤，可以采取以下不同的治疗原则。

1. 大实体小囊性颅咽管瘤　先行立体定向手术抽除囊液，重新进行 MRI 定位扫描，将肿瘤的实体部分及囊壁作为靶区进行伽玛刀的照射治疗。此治疗适用于肿瘤体积较小、囊液量 < 5 ml、估计囊液抽出后囊壁塌陷、病变体积明显缩小、肿瘤边界距视交叉及视神经有一点距离者。

2. 大囊性小实体颅咽管瘤　采用伽玛刀放射治疗实体部分肿瘤后，再行立体定向抽除囊液并置核素于囊内再行放疗的方法。对囊液量在 5 ~ 15 ml 者，先行实体部分照射治疗（靶区不包括囊壁），再行囊内穿刺内放疗；对囊液量在 15 ml 以上者，先行实体部分照射治疗，再行囊腔穿刺，置管引流 1 ~ 3 天，待囊腔缩小后再注入核素行内放疗。

（三）注意事项

1. 使全部病变（实体与囊性部分）均接受有效剂量照射，是提高疗效、减少肿瘤复发的关键所在。

2. 使视神经及视交叉的受照剂量控制在 9 Gy 以下，避免视力受损。

3. 肿瘤囊壁所接受的放射性核素的计算放射剂量为 200 ~ 250 Gy。

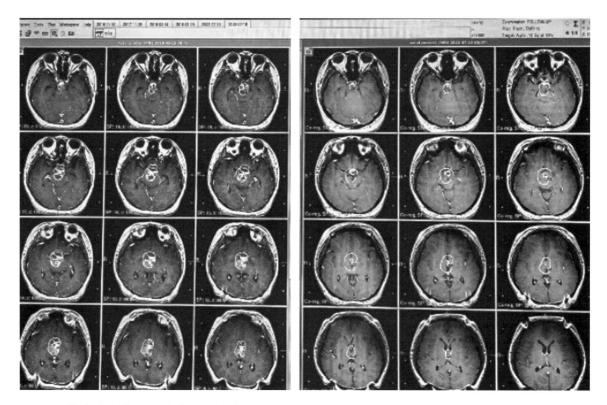

图 7-1　颅咽管瘤治疗前（左）与伽玛刀治疗后 52 个月（右）影像图对比　治疗计划：周边剂量 10 Gy，50% 等剂量曲线。

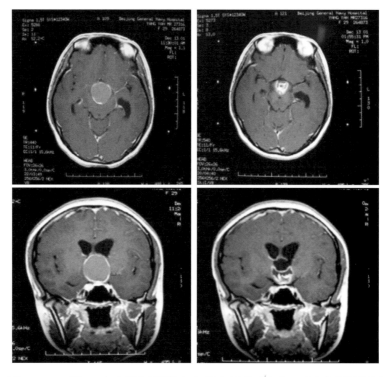

图 7-2　一例 29 岁女性颅咽管瘤患者穿刺前（左）、后（右）影像图

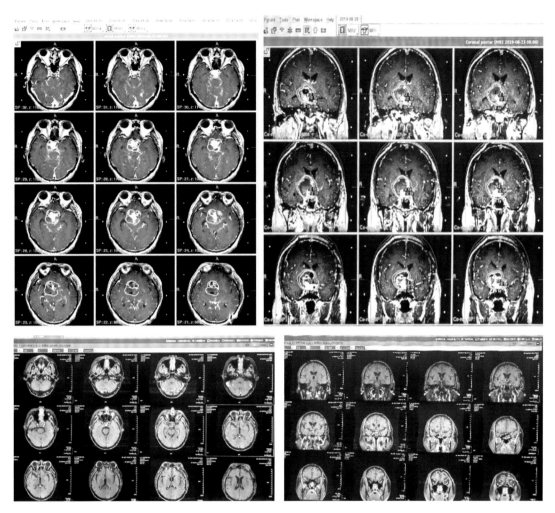

图 7-3 一例 49 岁男性患者颅咽管瘤术后复发（上）及伽玛刀治疗 3 年后复查（下）影像图　治疗计划：周边剂量 12 Gy，中心剂量 24 Gy，50% 等剂量曲线。

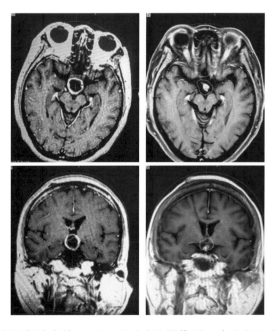

图 7-4 一例 55 岁女性颅咽管瘤患者治疗前（左）、后（右）影像图　患者行立体定向囊液抽吸 + Ommaya 囊植入 + 伽玛刀治疗，治疗计划：周边剂量 11 Gy，50% 等剂量曲线。

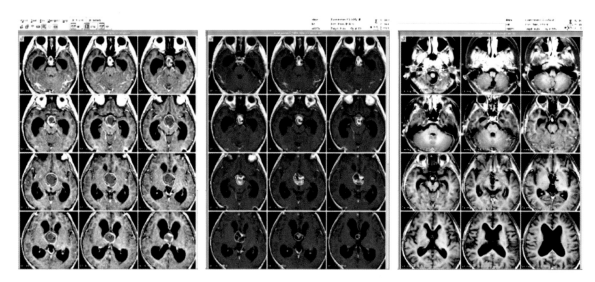

图 7-5　一例 55 岁女性颅咽管瘤患者穿刺前（左）、穿刺抽吸后（中）、伽玛刀治疗后 16 个月（右）影像图　治疗计划：周边剂量 11 Gy，50% 等剂量曲线。

三、优点

伽玛刀与立体定向囊内放射性核素置入内放射联合治疗颅咽管瘤是近年来出现的一种治疗方法，对某些颅咽管瘤可取得较为理想的治疗效果，具有以下优点。

1. 兼顾两种治疗方法的优点，无论肿瘤体积如何，可使全部肿瘤（囊性部分和实体性部分）接受有效剂量的照射。

2. 对肿瘤的囊性部分与视神经、视交叉关系密切甚至形成压迫者也可进行此种治疗。

3. 术后患者的压迫症状（尤其是视力受损症状）可因囊液的抽出减压而迅速恢复。

4. 安全可靠，并发症少。

5. 由于生长方式的原因，囊实体混合性颅咽管瘤的实体部分大多位于基底部，而囊性部分位于上部并向上方推挤视神经及视交叉，使实体部分与视路之间产生了一定的距离，这样可以使颅咽管瘤的实体部分受到足量的射线照射并使视神经和视交叉免受放射性损伤，这为实体部分的 SRS 治疗提供了方便。

总之，手术切除仍是颅咽管瘤的首选治疗方法，但对不接受手术或因其他情况不能采用全身麻醉手术以及术后残留部分实体或复发患者，SRS 是有效的治疗方法，具有良好的获益 - 风险比。其

也可被用来作为对选定的与视觉或内分泌功能障碍不相关的关键部位小型肿瘤患者的初步治疗。处方剂量同时覆盖实体和囊性部分可获得最佳的结果。对囊实性颅咽管瘤，采用伽玛刀联合瘤内放疗可取得较好疗效，囊性部分行同位素治疗，实体部分行伽玛刀治疗，是一种可提倡的有效疗法。

（孙君昭　贾　博）

参考文献

[1] 罗世祺. 儿童颅内肿瘤. 北京：人民卫生出版社, 1992.

[2] 刘宗惠, 于新, 田增民, 等. 颅咽管瘤立体定向核素内放疗(附 220 例临床分析). 解放军医学杂志, 1995, 20(6): 470-472.

[3] 刘宗惠, 李士月, 于新, 等. CT 引导立体定向颅咽管瘤瘤内置入放射性核素治疗的研究. 中华神经外科杂志, 1999, 15(2): 72-75.

[4] 于新, 周东学, 刘宗惠, 等. 伽玛刀结合囊内照射治疗颅咽管瘤的临床疗效分析. 中华医学杂志, 2001, 81(2): 86-89.

[5] 于新, 周东学, 李士月, 等. 联合应用立体定向间质内放疗及 γ- 刀治疗复发性颅咽管瘤. 中华神经外科疾病研究杂志, 2004(1): 42-46.

[6] 刘宗惠. 颅脑伽玛刀治疗学. 北京：人民卫生出版社, 2006.

[7] 孙君昭, 田增民, 于新, 等. 立体定向(32)P内放射治疗老年颅咽管瘤. 中华神经外科疾病研究杂志, 2009, 8(1): 60-63.

[8] 于新, 张剑宁, 孙君昭, 等. 立体定向手术联合伽玛刀治疗颅内病变. 立体定向和功能性神经外科杂志, 2011, 24(3): 149-152.

[9] 于新, 张剑宁, 刘锐, 等. 伽玛刀联合立体定向间质内放疗治疗囊实体混合性颅咽管瘤的远期疗效分析. 中华外科杂志, 2013(7): 631-635.

[10] 王洪伟, 张剑宁, 于新, 等. 颅咽管瘤的个体化治疗分析. 中国临床神经外科杂志, 2016, 21(03): 141-144.

[11] 于新, 周东学, 刘宗惠, 等. 伽玛刀结合囊内照射治疗颅咽管

瘤的临床疗效分析. 中华医学杂志, 2001(2): 24-27.

[12] 邹扬帆, 宁浩勇, 于新. 颅咽管瘤的病理特征及分子病理学研究进展. 中国临床神经外科杂志, 2020, 25(6): 403-406.

[13] 胡晨浩, 张剑宁, 于新. 颅咽管瘤的基础研究现状. 中华神经外科杂志, 2019(04): 414-418.

[14] 于新, 胡晨浩, 张剑宁, 等. 立体定向囊内放射治疗囊性颅咽管瘤的远期疗效. 中华神经外科杂志, 2017, 33(11): 1119-1123.

[15] Bunin R, Surawicz TS, Witman PA, et al. The descriptive epidemiology of craniopharyngioma. J Neurosurg, 1998, 89: 547-551.

[16] Caldarelli M, Massimi L, Tamburrini G, et al. Long-term results of the surgical treatment of craniopharyngioma: The experience at the Policlinico Gemelli, Catholic University, Rome. Childs Nerv Syst, 2005, 21: 747-757.

[17] Chiou SM, Lunsford LD, Niranjan A, et al. Stereotactic radiosurgery of residual or recurrent craniopharyngioma, after surgery, with or without radiation therapy. Neuro-oncology, 2001, 3(3): 159-166.

[18] Duff JM, Meyer FB, Ilstrup DM, et al. Long-term outcomes for surgically resected craniopharyngiomas. Neurosurgery, 2000, 46: 291-305.

[19] Hasegawa T, Kondziolka D, Hadjipanayis CG, et al. Management of cystic craniopharyngiomas with phosphorus-32 intracavitary irradiation. Neurosurgery, 2004, 54(4): 813-822.

[20] Honegger J, Buchfelder M, Fahlbusch R. Surgical treatment of craniopharyngiomas: endocrinological result. J Neurosurg, 1999, 90: 251-257.

[21] Iannalfi A, Fragkandrea I, Brock J, et al. Radiotherapy in craniopharyngiomas. Clin Oncol, 2013, 25(11): 654-667.

[22] Isaac MA, Hahn SS, Kim JA, et al. Management of craniopharyngioma. Cancer J, 2001, 7(6): 516-520.

[23] Shida M, Hotta M, Tsukamura A, et al. Malignant transformation in craniopharyngioma after radiation therapy: a case report and review of the literature. Clin Neuropathol, 2010, 29: 2-8.

[24] Jensterle m, Jazbinsek S, Bosnjak R, et al. Advances in the management of craniopharyngioma in children and adults. Radiol Oncol, 2019, 53(4): 388-396.

[25] Julow J, Lanyi F, Hajda M, et al. Stereotactic intracavitary irradiation of cystic craniopharyngiomas with yttrium-90 isotope. Prog Neurol Surg, 2007, 20: 289-296.

[26] Karavitaki N, Cudlip S, Adams CB, et al. Craniopharyngiomas. Endocr Rev, 2006, 27: 371-397.

[27] Kiliç M, Can SM, Özdemir B, et al. Management of craniopharyngioma. J Craniofac Surg, 2019, 30(2): e178-e183.

[28] Kobayashi T. Long-term results of gamma knife radiosurgery for 100 consecutive cases of craniopharyngioma and a treatment strategy. Prog Neurol Surg, 2009, 22: 63-76.

[29] Kobayashi T, Tanaka T, Kida Y. Stereotactic gamma radiosurgery of craniopharyngiomas. Pediatr Neurosurg, 1994, 21(Suppl 1): 69-74.

[30] Laws ER JR. Transsphenoidal removal of craniopharyngioma. Pediatr Neurosurg, 1994, 21: 57-63.

[31] Lee CC, Yang HC, Chen CJ, et al. Gamma Knife surgery for craniopharyngioma: reporton a 20-year experience. J Neurosurg, 2014, 121 Suppl: 167-178.

[32] Liu CH, Li CZ, Li Z Y, et al. Malignant transformation of radiotherapy-naïve craniopharyngioma. World Neurosurg, 2016, 88: 690.

[33] Liu ZH. Stereotactic intratumour irradiation with nuclide for craniopharyngiomas. Chin Med J, 1996, 103(3): 219-222.

[34] Minniti G, Esposito V, Amichetti M, et al. The role of fractionated radiotherapy and radiosurgery in the management of patients with craniopharyngioma. Neurosurg Rev, 2009, 32: 125-132.

[35] Müller HL, Merchant TE, Warmuth-Metz M, et al. Craniopharyngioma. Nat Rev Dis Primers, 2019, 5(1): 75.

[36] Niranjan A, Kano H, Mathieu D, et al. Radiosurgery for craniopharyngioma. Int J Radiat Oncol Biol Phys, 2010, 78(1): 64-71.

[37] Niranjan A, Lunsford LD. The role of Leksell radiosurgery in the management of craniopharyngiomas. Prog Neurol Surg, 2019, 34: 166-172.

[38] Pollock BE, Lunsford LD, Kondziolka D, et al. P-32 intracavitary irradiation of cystic craniopharyngiomas: current technique and long-term results. Int J Rad Onc Biol Phys, 1995, 33(2): 437-446.

[39] Prasad D, Steiner M, Steiner L. Gamma knife surgery for craniopharyngioma. Acta Neuro chir(Wien), 1995, 134(3-4): 167-176.

[40] Regine WF, Mohiuddin M, Kramer S. Long-term results of pediatric and adult craniopharyngiomas treated with combined surgery and radiation. Radiother Oncol, 1993, 27: 13-21.

[41] Roman L. Gamma knife radiosurgery. New York: Nova Science Publishers, 2013.

[42] Sanford RA. Craniopharyngioma: results of survey of the American Society of Pediatric Neurosurgery. Pediatr Neurosurg, 1994, 21: 39-43.

[43] Scott RM, Hetelekidis S, Barnes PD, et al. Surgery, radiation, and combination therapy in the treatment of childhood craniopharyngioma: a 20-year experience. Pediatr Neurosurg, 1994, 21(Suppl 1): 75-81.

[44] Sofela AA, Hettige S, Curran O, et al. Malignant transformation in craniopharyngiomas. Neurosurgery, 2014, 75: 306-314.

[45] Stiller CA, Nectoux J. International incidence of childhood brain and spinal tumors. Int J Epedemiol, 1994, 23: 458-464.

[46] Suh JH, Gupta N. Role of radiation therapy and radiosurgery in the management of craniopharyngiomas. Neurosurg Clin North Am, 2006, 17: 143-148.

[47] Tian ZM, Liu ZH, Kang GQ, et al. CT-guided stereotactic injection of radionuclide in treatment of brain tumors. Chin Med J (Engl), 1992, 105(12): 987-991.

[48] Varlotto JM, Flickinger JC, Kondziolka D, et al. External beam irradiation of craniopharyngiomas: long-term analysis of tumor control and morbidity. Int J Radiat Oncol Biol Phys, 2002, 54: 492-499.

[49] Yu X, Liu ZH, Li SY.Combined treatment with stereotactic intrcavitary irradiation and gamma knife surgery for craniopharyngiomas. Stereotact Funct Neurosurg, 2000, 75: 117-122.

[50] Yu X, Zhang J, Liu R, et al. Interstitial radiotherapy using phosphorus-32 for giant posterior fossa cystic craniopharyngiomas.J Neurosurg Pediatr, 2015, 15(5): 510-518.

第八章
立体定向手术联合放射外科治疗
颅内肿瘤的围术期护理

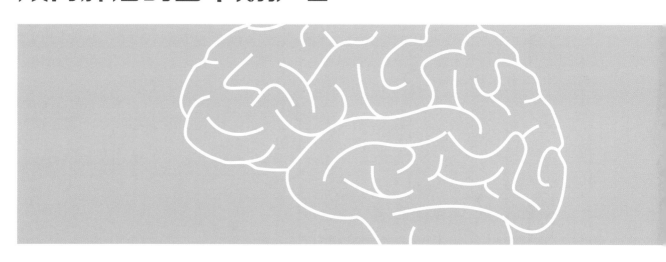

脑立体定向手术是利用空间的立体定位原理，先确定靶点在颅内的准确位置，再使用立体定向仪，将立体定向专用手术器械与装置导入颅内，使之到达靶点，最后对靶点处病变进行外科处理，以达到治疗脑部疾病或进行相关研究的目的（图8-1）。

伽玛刀是立体定向放射外科（SRS）的主要治疗手段，头部伽玛刀治疗颅内肿瘤有以下优点。

（1）治疗简便：大约需要十几分钟到几十分钟不等。

（2）方便安全：患者不脱发，无严重不良反应，治疗后不受饮食和活动限制，住院周期短。

（3）精确：治疗全过程均由计算机控制，疗效确切、精准、安全，正常脑组织无损伤。

（4）无明显手术禁忌证：治疗过程不受年龄、高血压、心脏病、糖尿病、肺炎等疾病影响，尤其适合于不耐受大手术或麻醉患者，且对多发转移灶可一次性治疗。

（5）无须全身麻醉：需要特殊术前准备、用药，术中创伤小、出血少，手术在清醒、无痛情况下进行。

一、第一阶段：术前评估

患者入住病房后，由神经外科医师问诊，对立体定向手术联合放射外科治疗的风险和获益进行评估，进行必要的实验室检验和心电图检查，建立患者的电子健康档案。在此期间，护士完成各项护理评估和脑部影像学筛查，询问患者体内是否有金属植入物（心脏起搏器、支架、钢钉钢板、义

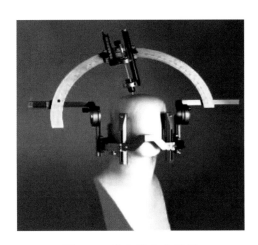

图8-1 脑立体定向装置

齿等），记录患者的肝肾功能、凝血时间等血液实验室检查结果，以及对造影剂是否过敏。治疗前全面评估患者的心理状态，向患者讲解伽玛刀治疗方法、治疗的必要性、临床效果、不良反应等，增加患者对治疗的认知，减轻患者因手术引起的焦虑情绪。同时，护士可带领患者和家属参观伽玛刀室，进行伽玛刀治疗流程的预演，组织有治疗经验的患者进行交流，使患者及家属有更充分的心理准备，从而能更好地配合治疗。患者准备如下：

（1）患者治疗前一天洗头，根据手术要求酌情理发。

（2）患者治疗日00:00后禁食（若患有高血压、心脏病、糖尿病等，需咨询医师后再决定清晨是否服药）。待头部伽玛刀治疗结束后遵医嘱进食。

（3）治疗当日早8:00，手术室护士到病房带领患者到手术室，家属需携带近期脑部影像资料在手术室家属等待区等待。

（4）患者在治疗日穿宽松舒适的衣服，提前将个人饰品及活动义齿取下交于家属保管。

二、第二阶段：手术过程及术中护理

1. 患者交接 手术当天，手术室护士准备平车，携带手术通知单及手术患者交接单到病房，与病房护士进行床旁交接。交接内容包括患者腕带、床号、姓名、性别、年龄、住院号、诊断、手术时间、手术部位、手术标识、术前禁食水情况、用药情况、药物过敏史、皮试结果、手术知情同意书、术中风险评估单、术前小结、术前讨论、实验室检查结果、临时医嘱单、患者的特殊用品等。检查皮肤完整性，有无义齿和起搏器等。核对无误后，病房护士在交接单签字，手术室护士携带病历及影像学资料将患者安全转送至手术室。

2. 物品准备

（1）器械准备：立体定向头架、立体定向器械包、头钉4个、专用螺丝刀2把。

（2）敷料准备：一次性手术敷料包1个（160 cm×140 cm中单）。

（3）一次性物品：无菌纱布若干、纱球2个、11 cm×7 cm手术贴膜4个、无菌手套2副、5 ml注射器1支、20 ml注射器1支、11号刀片1个、缝合线1包。

（4）药品准备：100 mg 盐酸利多卡因注射液2 支、0.9% 生理盐水 100 ml。

3. 手术间准备

（1）层流准备：术前 30 分钟打开手术间层流系统。

（2）手术间音乐准备：通过音乐疗法在神经外科手术领域的应用，可以使患者在局部麻醉手术过程中唤起情感和情绪的调节，从而稳定心率、血压，缓解疼痛，舒缓患者因手术造成的心理压力及焦虑情绪等。音乐以轻松、舒缓为主，也可以根据患者喜好自选音乐，音量以不超过 40 dB 为宜。

4. 手术步骤及术中配合

（1）安全核查：手术医师及手术护士共同核对患者信息，全身麻醉的患者要与麻醉师进行三方核对，及时记录并完善手术安全核查表。

（2）建立静脉通道：手术护士要保证静脉通路通畅。根据患者情况，调节输液速度，注意观察，避免外渗。

（3）麻醉：一般采用局部麻醉或局部麻醉 +强化，小儿及不配合患者可采用基础麻醉或全身麻醉。

（4）体位：一般采用坐位。特殊情况下可采用半坐位，如小儿及昏迷等不能配合手术的患者。全身麻醉时，注意患者双上肢的固定，骶尾部、双足跟垫软垫保护，防止压力性损伤。

（5）建立无菌手术区：将手术用无菌中单铺于治疗车上，将所需一次性物品及立体定向头架、手术器械等置于台上并保持无菌。

（6）术区消毒：消毒前协助医师用头尺标注头部中线位置，将患者外耳道内塞棉球，双眼用纱布及贴膜覆盖，注意消毒液不要流入眼内，避免灼伤角膜。戴无菌手套，2.5% 碘酊纱布 2 块、75% 乙醇纱布 3 块脱碘。消毒范围以切口为中心周围 15 cm，以头钉固定为重点消毒部位。消毒后，嘱患者不可再触碰头部已消毒的部位。

（7）局部麻醉：0.9% 生理盐水 10 ml+100 mg利多卡因 10 ml 进行局部麻醉，麻醉部位为固定头钉的位置。

（8）安装立体定向头架：在局部麻醉下将立体定向头架固定在患者头部，协助医生取头架、头钉、螺丝刀。用物准备完毕，更换无菌手套，固定头架与患者头部位置，根据病变位置需要，手术护士将头架边缘固定并与听眦线平行，并始终保持头框平行状态，使患者头部位于头架中心。选择合适的头钉固定头架，告知患者会有不适，出现不适时头不能活动，可举手示意，以方便更好地配合手术。手术过程中注意观察患者的脉搏、呼吸、心率、血压等情况，防止休克发生。手术医师用头钉将头架固定到患者头部，头钉避开靶点层面（图 8-2）。

（9）切口包扎：将无菌纱布覆盖于头钉与皮肤接触的部位，并用贴膜固定，防止切口暴露，以达到预防感染的目的。

（10）影像学扫描：用无菌巾包裹定向头架，手术医师及手术护士陪同患者行 CT 或 MRI 增强扫描，确定病灶位置，途中保护患者的静脉通路及其他管路，遵循轮椅或平车的使用原则，将患者安全送达。定位结束后返回手术间手术。患者定位期间清点、擦拭、消毒头架所用器械，再次检查手术用定向器械、定向仪和一次性物品（11 号刀片、5 ml 注射器 2 支、缝合线、治疗巾、纱布若干、利多卡因注射液）等。

（11）定位完成后，将获取的图像输入立体定向手术计划系统或通过手工方法进行标志点的配准和拟穿刺靶点的坐标确定。定位手术目标点并记录，最后行目标点的手术处理。通过 Surgical Plan系统建立患者信息并制订其治疗计划，输入患者信息。

（12）手术过程：患者定位结束重返手术间，根据病变部位及手术穿刺位置，与医师确定患者手术体位，给予患者氧气吸入，心电监护，测血压，

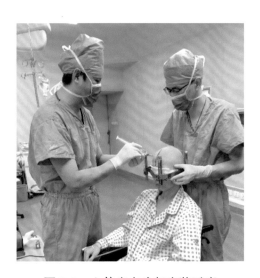

图 8-2　立体定向头架安装示意

监测血氧饱和度，检查静脉通路是否通畅，遵医嘱配置术中药物。用约束带适当约束患者，防止发生坠床事件。

等待医师做手术计划期间，完善手术护理记录单等术中各种登记，观察心电监护数据，注意液体输入速度，随时与患者进行沟通，缓解患者的心理压力。医师携手术计划入室后，根据手术部位调节手术床至合适位置。医师戴无菌手套后，协助抽取麻醉药物、拿取放置病理组织的皮片，消毒术区皮肤。根据计划数值协助医师安装定向头弓，安装结束后核对X、Y、Z、环角及弧角等数值，确保无误。穿刺点注射麻药，11号刀片切开头皮，使用电钻辅助医师进行颅骨钻孔。告知患者让其有心理准备，如有不适，不可有躲避动作。选择型号合适的活检穿刺针穿刺靶点，留取标本时动作要缓慢、轻柔，避免造成出血等并发症。为确保标本质量，一般留取3次标本。等待术者取病变脑组织期间，准备术中冰冻申请单，询问活检标本具体部位并填写，持标本箱送标本到病理科进行检验。等待术中冰冻期间，询问患者情况，是否有头痛、恶心等不适症状，密切观察生命体征变化。确保无菌区不被污染，保持无菌状态。病理结果报告无误，再次留取病理组织，放置无菌标本小瓶内，标注好患者姓名、病案号、手术方式、手术部位、手术日期等信息。小瓶内注入福尔马林溶液完全浸泡标本。协助医师取下心电监护等，将患者过渡到平车上，准备出室。

（13）转送患者：携带患者病例、影像资料等，护送患者进行头部伽玛刀治疗。与头部伽玛刀中心护士交接患者的手术过程、病情，患者是否有基础疾病及手术并发症，术中液体、体位，各种管路是否通畅，皮肤情况、术中尿量、生命体征等变化情况，以及患者的影像资料、病历等，完成护理记录单交接部分并与接班护士签字。

5. 注意事项

（1）密切观察患者的神志、瞳孔、生命体征、肢体活动等，耐心倾听患者主诉，及时报告医师处理并发症。

（2）搬运患者时，注意不要拖拽患者，防止皮肤擦伤。护送患者的过程中，注意防止患者躁动或癫痫发作，注意保持各种管路通畅，妥善约束患者，防止坠床，保护患者安全。

（3）术前评估设备的性能是否良好，用物是否完善，手术用相关器械是否处于备用状态，尤其是立体定向头架，因其体积较大，无法临时消毒，术前应准备到位。监督术者的无菌操作，疑似或确定污染时及时指出并立即改正。

（4）规范书写各项护理文书，及时记录。在接受头部伽玛刀治疗期间，护士通过远程监视器全程监护患者，或通过内置麦克风与患者交谈。在此期间，如果患者需要休息，可以暂停治疗，护士也可以进去检查患者的情况。同时，护士也会与患者家属保持联系，使他们及时了解患者的治疗进度。

三、第三阶段：术后护理管理

头部伽玛刀治疗完成后，伽玛刀中心护士协助拆除立体定向头架，并在固定钉的针眼处覆盖辅料进行包扎，患者需在伽玛刀中心等候处休息观察5~10分钟。若无不适，由伽玛刀中心护士护送患者至神经外科监护室病区并与监护室护士完成交接，继续下一步治疗。

1. 生命体征监测　返回监护室后，立即为患者使用多参数监护仪，24小时动态监测脉搏、呼吸、血压、体温的变化并记录，调节报警界限，以便及时发现病情变化。特别注意观察与脑功能变化相关的生命体征变化。

2. 神经系统监测　严密观察患者意识、瞳孔、肢体活动、生理反射，有无疼痛、呕吐、狂躁等。

3. 遵医嘱使用药物　包括降颅压、抗炎、止血、镇痛、抑制胃酸等药物。

4. 呼吸功能监测　观察患者的呼吸频率、呼吸方式及呼吸道的通畅度，监测患者脉搏血氧饱和度。

5. 内环境稳定状态监测　准确记录患者24小时出入量；定时监测患者血浆渗透压、电解质等。

6. 心理护理　及时向患者反馈手术信息，对患者疼痛进行评估，选择合适的镇痛干预措施，帮助患者克服抑郁、焦虑等负面情绪。

7. 积极预防并发症　加强患者的基础护理及皮肤管理，积极预防坠积性肺炎、深静脉血栓形成、压力性损伤等并发症。

四、第四阶段：出院和随访辅导

重视患者治疗后的访视，详细了解患者术后情况，有助于改进治疗技术，提高服务质量。

1. 指导患者及家属护理固定钉的位置，注意保持固定钉处的皮肤干燥、清洁。询问患者伤口恢复情况，有无渗血、渗液，提醒及时更换敷料。

2. 向患者提供术后咨询电话。出院后，患者若有任何治疗相关问题或不适，可以随时取得联系。

3. 询问患者是否有高热、继发性脑出血等并发症，及时与主管医师反馈。

4. 询问患者及家属对治疗及护理服务的意见和建议，包括手术人员、手术效果、麻醉及疼痛等，认真总结经验，不断提高护理质量。

5. 了解患者术后心理感受，有无紧张、焦虑、恐惧、悲观等不良情绪，做好心理疏导工作。

（李　杰　王峥嬴　伍　琳　马　雪）

参考文献

[1] 方林. 伽玛刀介绍. 医药卫生科技, 2011, 26(01): 111-112.

[2] 田增民, 王亚明. 立体定向脑组织活检技术. 北京: 人民军医出版社, 2012.

[3] 蔡卫新, 贾金秀. 神经外科护理学. 北京: 人民卫生出版社, 2019.

[4] 杨艳杰, 曹枫林. 护理心理学. 北京: 人民卫生出版社, 2019.

[5] 罗娟. 观察分次伽玛刀治疗脑胶质瘤患者应用心理护理的效果. 临床医药文献电子杂志, 2019, 6(97): 135.

[6] 王春娟. 25例脑干出血患者行立体定向血肿抽吸术的术后护理. 天津护理, 2020, 28(2): 195-196.

[7] 郭辉, 张静. 高血压脑出血立体定向术后护理研究. 河北医药, 2020, 42(20): 3177-3183.

[8] 徐兵, 林启忠. 立体定向微创手术治疗脑肿瘤的临床效果研究. 中外学研究, 2021, 18 (7): 147-148.

[9] 史雪峰, 李明兰, 韩彦明. 立体定向脑活检在中枢神经系统疾病诊断中的应用分析. 宁夏医学杂志, 2021, 43(8): 743-745.

[10] Wheatley, R. Nursing management of the patient undergoing stereotactic surgery. Br J Theatre Nurs, 1995, 5(5): 5-6, 8-9.

[11] Kondziolka D, Lopresti M, Tyburczy A, et al. Quality of the patient experience during radiosurgery: measurement toward improvement. Stereotact Funct Neurosurg, 2016, 94(3): 134-139.

[12] Wojner AW, Graves B. Stereotactic radiosurgery: new practice frontiers for the perioperative nurse. Semin Perioper Nurs, 1995, 4(3): 177-183.

[13] Law E, Mangarin E, Kelvin JF. Nursing management of patients receiving stereotactic radiosurgery. Clin J Oncol Nurs, 2003, 7(4): 387-392.

[14] CHiu HY, Chen PY, Chao YF. Stereotactic radiosurgery nursing care. Hu Li Za Zhi, 2008, 55(5): 85-89.

[15] Krause EA, Lamb S, Ham B, et al. Radiosurgery: a nursing perspective. J Neurosci Nurs, 1991, 23(1): 24-28.

第九章
神经外科立体定向机器人技术及其发展

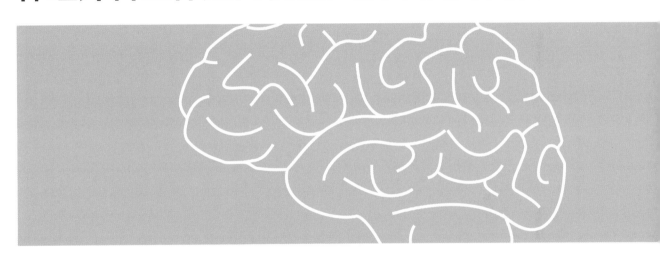

第一节　概述

传统的立体定向神经外科手术是将一个金属框架固定在患者的颅骨上，医师通过 CT 图片计算出病灶点在框架坐标系中的三维坐标位置（X、Y、Z），然后在患者颅骨上钻个小孔，将探针头或其他复杂的外科手术器械通过探针导管插入患者脑中，达到 CT 图像上的定位靶点，最后对病灶点进行活检、放疗、切除等操作的一系列外科技术。目前在我国，立体定向技术已被广泛应用于脑肿瘤、脑脓肿和血肿的手术治疗中。

20 世纪 60 年代以来，机器人作为机电一体化和现代化生产自动化的典型代表，在制造业领域的应用获得了巨大成功。20 世纪 80 年代，机器人开始逐渐进入医学领域。为了解决医疗外科手术存在的精度不足、辐射过多、切口较大、操作疲劳等问题，人们开始借助机器人的独特优势，这极大地促进了外科手术在精准、微创等方面的全面发展。目前，机器人辅助外科手术已成为医疗技术发展的前沿之一。

自 1985 年报道的第一例外科机器人手术至今，医疗外科机器人技术展现出了其独特的发展潜力。1987 年，美国 ISS 公司推出 NeuroMate 机器人系统，采用机械臂和立体定位头架来完成神经外科立体定向手术中的导向定位；随后在 1999 年推出了无框架系统，减少了手术创伤，并获得美国 FDA 的认证。

国内方面，解放军总医院第六医学中心（原海军总医院）与北京航空航天大学在 1997 年研制出了脑外科被动臂机器人，并在临床应用中取得了巨大进展，在定位精度和稳定性方面上了一个台阶，引领着机器人技术向小型化、模块化、智能化的方向发展（图 9-1）。

外科远程操作是在机器人远程操作技术的基础上发展起来的。相对于传统微创外科，远程外科技术更符合人机工程学和医师的操作习惯。传统的微创外科器械对医师的动作要求非常严格，而远程外科系统可以改善甚至消除这些限制，医师可以非常灵活地操作主端控制器，通过精确地控制机器人手术器械实现灵巧的手术操作，可以很完美地规避掉人手的颤动，大大提高手术操作的稳定性、精确性、安全性和可靠性，缓解手术操作疲劳，提高手术质量。

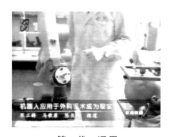　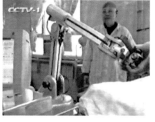　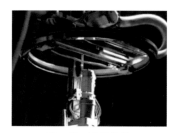

第一代　通用　　　　　第二代　无框架　　　　　第三代　网络操作

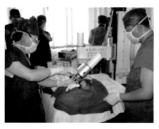　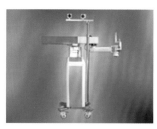　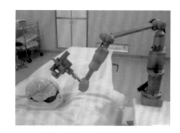

第四代　异地操作　　　　第五代　视觉定位　　　　第六代　野战便携式

图 9-1　解放军总医院第六医学中心（原海军总医院）与北京航空航天大学合作研发六代无框架脑立体定向手术系统

第二节　立体定向机器人技术

近年来，在机器人辅助微损伤立体定向神经外科手术方面，人们进行了大量的研究工作。解放军总医院第六医学中心（原海军总医院）与北京航空航天大学合作研发的无框架立体定向手术机器人，用机械臂取代传统的金属框架实现精准定位，避免了患者安装头架所受的痛苦，手术医师根据术前影像进行手术规划，然后与被动的机械臂共同完成手术。它能锁定关节，把穿刺针电极等器械准确送到预定靶点，引导手术医师完成活检、取异物、囊肿抽吸等操作。由于机器人可以进行震颤过滤和梯度运行，手术准确性和灵巧性明显提高。

随着计算机技术的飞速发展，机器人辅助立体定向神经外科手术系统从最初的基本规划、空间映射和执行机构开始，逐渐发展至具有远程操作功能的专用医疗机器人。近几年来，医疗机器人与计算机辅助医疗外科技术已经在多学科交叉领域中兴起，优势越来越明显。

一、神经外科立体定向机器人的技术特点

1. 准确性是机器人替代人手的突出特点之一。它规避了主观因素导致手抖等原因造成的误差。手术规划导航以计算机图形技术为基础，以 CT、MRI、血管造影等影像资料为主要手段，在术前由计算机通过患者的图像构造出病灶的内部三维模型，医师可以对该部位及邻近区域的解剖结构有一个明确的认识，在三维图像上进行手术的仿真操作，确定最佳的路径和手术方案，增加手术过程风险的预见性，以确保手术的安全进行；医师也可以将手术经验融入其中，使手术操作的可行性与准确性进一步提高；最后，机器人按预先设定的手术方案完成指定的手术操作。

2. 可靠性越来越高。机器人辅助无框架神经外科立体定向手术系统免去了患者戴头架的痛苦，只需将 4 个标志点贴在患者头部，用 CT 扫描出多张脑部图像，输入电脑合成三维立体图像，借助键盘和鼠标操作模拟穿刺针方位；同时，医师依靠机械臂末端的导航器与电脑显示的实时监测图像，将穿刺针准确地刺入病灶中心，与盲穿相比，可靠性得到较大的提高。

3. 创伤小是立体定向机器人的主要特点之一。在准确性、可靠性高度协同的情况下，创伤小则更加凸显出了机器人技术的优势。在机器人的支持下，能够进行原来无法进行的手术，提高了手术可视化程度和手术安全性，减少了手术中使用的放射性设备和药品对医师的伤害。

二、神经外科立体定向机器人的技术应用

1. **在脑组织活检中的应用**　1921 年，Clarke 提出应用立体定向原理来治疗肿瘤；1949 年，Comway 等报道利用立体定向技术治疗垂体瘤，同时进行肿瘤活检的初步经验；1973 年，Comway 报道对 31 例脑深部肿瘤施行立体定向活检；1976 年，Bergstorm 将 CT 应用于立体定向活检的影像定位。随着立体定向相关器械与技术的提高，目前立体定向活检的定位精确度已提高至 1 mm 范围内。近些年，立体定向技术与机器人的结合大大拓宽了立体定向活检的适应证范围，例如传统的立体定向活检技术禁止用于 2 岁以下的儿童，但在机器人的辅助下可顺利完成活检。

2. **在脑肿瘤手术中的应用**　脑肿瘤是神经外科的常见疾病，病理性质的正确诊断是选择治疗措施的重要前提。立体定向技术的发展经历了由框架 CT 引导、由框架 MRI 引导、无框架机器人 CT/MRI 引导等先进医学影像引导技术阶段。其中，立体定向机器人进行脑内病变活检与内放疗是目前临床上较为前沿的技术方法。立体定向机器人手术的实际安全性高于有框架手术，主要原因是术者可根据多种融合的三维图像确定穿刺路径，并实时监测进针的方位，有效避免了对周围重要血管神经的损伤，减少了手术并发症。对于年老体弱、脑内多靶点穿刺的病例，立体定向机器人手术的应用具有更独特的优势。

3. 在脑出血手术中的应用　高血压脑出血作为高血压患者的一种常见并发症，其致死率与致残率均很高。20世纪70年代，随着CT的问世和手术方式的改进，临床治疗壳核出血的手术死亡率降至20%，并提出超早期手术的意义。20世纪80年代，高血压脑出血的手术微创治疗有了很大进展，在手术方法与手术器械方面均有了明显改进。近几年，立体定向血肿抽吸术被人们所接受，立体定向机器人治疗脑出血使手术越来越简单，创伤越来越小。

4. 在脑脓肿治疗中的应用　脑脓肿是由于各种生物性病原体侵犯脑实质而引起的急性或慢性炎症性疾病，在颅内形成感染坏死灶，导致化脓性病原体侵蚀脑组织，引起局限性化脓性炎症和组织坏死，继而形成坏死性脓腔，是一种严重威胁生命的颅内感染性疾病。脑脓肿目前的治疗方法包括穿刺法、引流法和脓肿切除，其中穿刺法为首选。脓肿位于脑深部或功能区较小时，常规穿刺或切除均有困难，危险性大，破坏严重，采用立体定向技术则很容易解决这些问题，尤其是对于老年人、儿童以及心脏疾病不能耐受手术和麻醉的患者，局部麻醉下立体定向脑脓肿穿刺引流为最佳选择，其定位准确、操作简单、损伤小、痛苦少、效果好。随着现代立体定向技术的发展，机器人立体定向抽吸已经成为临床治疗脑脓肿的首选方法。机器人比传统立体定向具有定位更准确、更安全可靠等优点，同时患者痛苦更小，大大拓宽了立体定向技术在脑脓肿治疗中的应用范围。

5. 在功能性神经外科中的应用　功能性神经外科疾病是一类以神经功能障碍为临床表现的疾病，包括震颤麻痹等锥体外系疾病，如癫痫、痉挛等。通过立体定向手术损毁脑内某个或某些神经核团已成为常用的治疗方法。

立体定向技术最早应用于功能性神经外科主要针对僵直和震颤类锥体外系疾病的治疗，如帕金森病、扭转痉挛、痉挛性斜颈等。传统的立体定向手术已取得了确切的临床效果，但有框架立体定向手术耗费时间长，框架可能阻挡深部电极植入。而立体定向机器人手术可在保证安全的条件下，保证手术精度并达到较好的效果。近些年，立体定向技术在寻找癫痫患者致痫灶方面的应用逐步深入。随着术中脑电监测技术的发展与完善，应用立体定向毁损技术治疗癫痫也得到了业界认同。

它符合现代微创神经外科的发展趋势，尤其是机器人与立体定向技术结合后，无框架使手术入路和手术医师的操作习惯得到了更大扩展，对颅内致痫灶的毁损基本无死角，提高了手术的安全性和灵活性，同时避免了在患者头部安装框架，减轻了患者的手术痛苦和心理负担。同时，计算机辅助手术规划提高了病灶定位的精确度和操作可视化，减少了手术创伤。

6. 在其他方面的应用

（1）机器人辅助立体定向神经干细胞移植术：适用于所有具有明确神经系统局限性功能损害的神经退行性疾病，如脑瘫、癫痫、帕金森病、扭转痉挛、小脑萎缩、阿尔茨海默病、脑炎后遗症、脑出血后遗症、脑梗死后遗症、脑外伤后遗症、缺血缺氧性脑病等。

（2）立体定向机器人在神经内镜手术中的应用：这是近10年来的一个热点，已经开发出特定手术领域的市场化产品。神经内镜技术是微创神经外科理念的突出代表，具有创伤小、安全性高、恢复快和费用低等优点，在发达国家已广泛开展，但国内尚未普及。

内镜技术与立体定向技术逐渐结合始于20世纪80年代后期。立体定向神经内镜技术为了不断适应现代神经外科学的发展需要而处于不断革新中。它使手术定位更准确，手术时间更短，疗效进一步提高。立体定向与内镜结合首先体现在内镜的固定把持系统上。Leksell立体定向框架设备的特制适配器可以将内镜固定在定向仪的导向弧上，Hopf设计的与Leylla牵开器相匹配的适配器，能使神经导航和机器人系统连接到内镜操作鞘上，承担立体定向引导把持器的作用。无框架立体定向智能机械臂系统由机械手、操作者和电脑语言识别系统组成。机械手具有7个自由度，有肩、肘、腕关节的"万向角度"活动功能，可以代替助手进行控镜定位，无论是立体定向的导向弓还是机械臂，都可以作为内镜把持手臂的托手架，这样既可以保持镜体的相对稳定，又可以减少手臂疲劳带来的不稳定，尤其是耗时较长的手术中，可清除术者手臂的生理性颤抖，增加稳定性。

立体定向机器人结合神经内镜脑内病灶活检术的主要优点是进一步将以往不可视性穿刺过程变为直视下进行。这种方法借助神经内镜的放大作用和照明好的特性，可清晰分辨病变组织与脑组织，有选择性地取材，进而提高活检的阳性率；同时，内镜手术中能够利用激光光纤、取瘤钳等微型器械进行止血、分离组织、切除肿瘤等操作，可以避免盲目穿刺引起的重要神经和血管损伤，减少脑损伤、出血等手术并发症，术中活检部位及穿刺道的活动性出血点可被及时发现并及时止血，降低术后出血发生率。

（3）立体定向机器人在显微神经外科中的应用：立体定向机器人手术系统为小切口开颅切除颅内病变提供了很好的技术保证（图9-2）。小切口入路的要点是精确选择径直路径到达病变，不暴露无病变区。1978年，Brock 采用小切口（3~5 cm）开颅额外侧入路夹闭前循环的动脉瘤，可以算小切口入路最早的病例。1995年以后，小切口入路被逐步推广用于临床。立体定向机器人手术的术前准备十分重要，术前进行 MRI、CT 等影像资料的分析，三维图像重建，手术治疗计划建立，模拟手术全过程进行预计划。手术入路原则是尽量经过非功能区，距离最短，利用脑沟、脑回，尽量缩短皮切口，微骨孔入路，减少脑暴露。术者需熟练掌握机械臂立体定向系统引导下小切口技术，才能有效发挥微侵袭的优势。

三、立体定向机器人技术的发展

（一）发展现状

医务工作者与科学工程技术人员紧密配合，将先进的机器人技术、计算机图像技术、计算机控制技术和微创伤外科技术相结合，研究开发出多种类型的医用外科手术机器人系统，立体定向机器人系统便是其中之一。在30多年的研究发展过程中，机器人技术在灵活性、稳定性、准确性

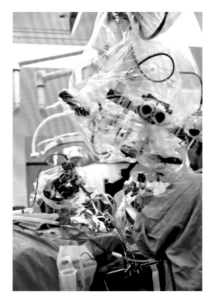
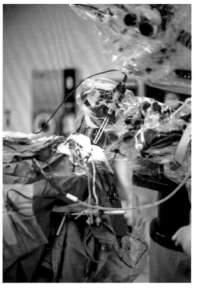
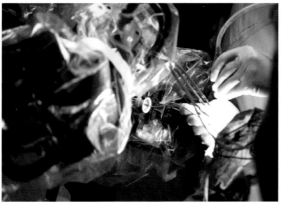

图 9-2　开颅手术机器人——NeuroArm

等方面得到了全面提升。解放军总医院第六医学中心（原海军总医院）与北京航空航天大学合作开发研制的机器人辅助系统已经到了第六代，除了具有前几代机器人的先进特点外，新一代机器人的自动定位功能更加先进，实现了视觉自动定位，使手术误差更小，手术操作更加快捷安全。近些年来，国内涌现出睿米、华科精准、华志微创等多种适合神经外科临床应用的机器人（图9-3）。

（二）发展方向

近些年，随着医疗机器人与计算机辅助医疗外科技术的不断深入发展，立体定向机器人系统的发展也呈现出多学科交叉发展的态势。目前，很多工程技术专家正在致力于虚拟手术室机器人辅助外科手术系统与虚拟现实技术相结合的辅助外科技

术的研究。

虚拟现实医疗系统是一种人机接口，它表现为三维画面空间中人机交互控制的高度灵活性。理想的接口可以通过视觉、力觉、听觉等方面的传感器对人的语言和姿态做出实时反应，不仅能允许使用者和计算机画面打交道，还可以和其他使用者打交道。虚拟现实技术通过将人和传统的计算机接口与现实空间分离，使人和计算机数据的关系发生根本性变化。在虚拟现实系统中，人们可以在任何级别、角度、位置来研究三维的虚拟模型。运用这种系统，不仅能在手术中起辅助定位和导向的作用，还可以使医师在虚拟环境下进行手术计划和仿真，用于医疗培训和教育等。虚拟现实医疗系统中有先进的力反馈传感技术，使得术者与机器人可以异地互动，跟在一起的感觉基本一致。

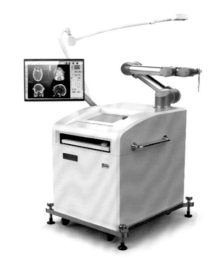

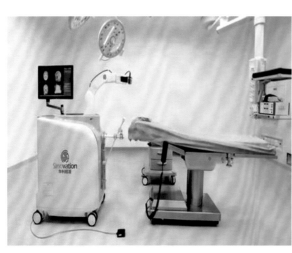

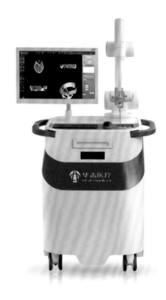

图9-3　神经外科临床应用的机器人

目前，医用外科手术机器人系统的研究和开发引起了许多发达国家政府和学术界的极大关注，投入了大量的人力和财力。未来，它对手术精确定位、创伤最小化、手术安全性等多个方面将带来革命性的改变。专业人士预计，机器人技术在今后5年将会以20%~40%的速度增长，立体定向机器人技术在这样的环境与趋势中也有望取得更大的发展与进步。

（曲志峰 崔志强 党圆圆）

参考文献

[1] Cepolina F, Challacombe B, Michelini RC. Trends in robotic surgery. J Endourol, 2005, 19(8): 940-951.

[2] Ruurda JP, Van Vroonhoven TJ, Broeders IA. Robotassisted surgical systems: a new era in laparoscopic suegery. Ann R Coll Surg Engl, 2002, 84(4): 223-226.

[3] Varma TRK, Eldridge P. Use of the Neuromate stereotactic robot in a frameless mode for functional neurosurgery. Int J Med Robot Comput Assis Surg, 2006, 2(2): 107-113.

[4] 戴建生, 魏国武, 李建民. 国际微创手术机器人的现状和发展趋势. 机器人技术与应用, 2011, 4: 1-5.

[5] 孙君昭, 田增民. 神经外科手术机器人研究进展. 中国微侵袭神经外科杂志, 2008, 13(5): 238-240.

[6] 卢旺盛, 田增民. 机器人在外科领域应用现状. 北京生物医学工程, 2010, 29(1): 101-105.

[7] 田增民, 王田苗. 机器人系统辅助脑立体定向手术. 军医进修学院学报, 1998, 19(1): 4-6.

[8] 田增民, 赵全军, 杜吉祥, 等. 机器人辅助无框架立体定向手术. 中国微侵袭神经外科杂志, 2000, 5(3): 129-130.

[9] Mcbeth PB, Louw DF, Rizun PR, et al. Robotics in neurosurgery. Am J Surg, 2004, 188(suppl 4A): 68-57.

[10] Joskwicz L, Shamir R, Freiman M, et al. Image-guided system with miniature robot for precise positioning and targeting in keyhole neurosurgery. Comput Aided Surg, 2006, 11(4): 181-193.

[11] Marohn MR, Hanly EJ. Twenty-first century surgery using twenty first century techonology: surgical robotics. Curr Surg, 2004, 61(5): 466-473.

[12] 田增民, 王亚明. 立体定向脑组织活检技术. 北京: 人民军医出版社, 2012.

[13] 尹丰, 田增民, 王田苗, 等. 第五代立体定向机器人系统的临床应用研究. 中国微侵袭神经外科杂志, 2008, 13(8): 355-357.

[14] Hall WA, Martin AJ, Haijing L, et al. Brain biopsy using highfields trength intervention almagnetic resonance imaging. Neurosurgery, 1999, 44(4): 807-814.

[15] 刘宗惠, 于新, 李士月, 等. 脑深部病变立体定向活检方法的研究. 中华医学杂志, 2002, 82(4): 225-227.

[16] 田增民, 赵全军, 杜吉祥, 等. 机器人辅助无框架立体定向手术. 中国微侵袭神经外科杂志, 2000, 5(3): 281-282.

[17] 王忠诚. 神经外科学. 武汉: 湖北科学技术出版社, 1998: 737-740.

[18] 段国升, 朱诚. 手术学全集: 神经外科卷. 北京: 人民军医出版社, 1994.

[19] Grossman RG. 神经外科学. 王任直, 译. 北京: 人民卫生出版社, 2002.

[20] 卢旺盛, 田增民, 赵全军, 等. 机器人辅助无框架立体定向手术治疗顽固性癫痫. 中华解剖与临床杂志, 2011, 16(6): 474-478.

[21] 赵虎林, 张剑宁, 田增民, 等. 立体定向结合神经内镜治疗透明隔囊肿. 中国医刊, 2012, 47(9): 66-67.

[22] 张剑宁, 刘嘉霖. 手术机器人推动神经外科进入新时代. 四川大学学报(医学版), 2022, 53(4): 554-558.

[23] Brock M, Dietz H.The small frongtolateral approach for the microsurgical treatment of intracranial aneurysms. Neurochirurgia, 1978, 21(6): 185-191.

[24] Meno Vsky T, Grotenhuis JA, Vries JD, et al. Endoscopeassisted suprabital craniotomy for lesions of the interpeducular fossa. Neurosurgery, 1999, 44, (1): 106-110.

[25] Paladino J, Pir Ker N, Stimac D, et al. Eyebrow keyhole approach in vascular neurosurgery. Minim Invas Neurosurg, 1998, 41(4): 200-203.

[26] Jho HD. Oribital roof craniotomy via an eyebrow incision: a simplified anterior skull base approach. Minim Invas Neurosurg, 1997, 40(3): 91-97.

[27] Van Lindert E, Perneczky A, Fries G, et al. The spraorbital keyhole approach to supratentorial aneurysms: concept and technique. Surg Neurol, 1998, 49(5): 481-489.

[28] Bar Net MJ, Miller DW, Weisenberger J. Frameless stereotaxy with scalp applied fiducial markers for brain biopsy procedures: experience in 218 case. J Neurosurg, 1999, 91: 569-576.

第十章
立体定向放射外科治疗进展

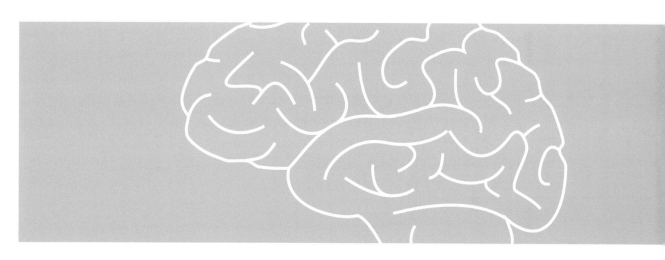

第一节 立体定向放射外科的技术进展

立体定向放射外科（SRS）治疗的最初概念始于 20 世纪 50 年代，由瑞典神经外科医师 Lars Leksell 提出。Leksell 于 1967 年在瑞典 Uppsala 大学安装了第一台 SRS 临床治疗设备。SRS 能够对位于颅底或脑部重要功能区域的病变提供非侵袭性治疗，而这些部位是外科手术的难点，在这些部位进行侵袭性手术的并发症发生风险巨大。SRS 最初被用于治疗非恶性颅内病变，后来被广泛应用于颅脑肿瘤和血管性病变的治疗。

治疗是将一个刚性头架固定在患者颅骨上，该头架通过放置 4 个固定钉固定在颅骨上，随后用立体定向坐标系统定位。对于小体积靶区和关键位置的靶区，刚性头架固定提供了绝对的准确性和可靠性。然而，考虑到基于直线加速器的放射外科治疗所提供的可接受的准确性、精准度和稳定性，无框架 SRS 治疗也是一个合理的选择。结合这两种方法，新型的伽玛刀设备配备有锥形束 CBCT 和高清运动管理系统：ICON 型伽玛刀，可以不安装头架，患者需要固定在一个特制的热塑性塑料面罩和一个定制的头枕中，并基于 CBCT 图像与 MRI 和（或）CT 定位图像严格共同配准。治疗时，分割治疗内的运动由红外线立体摄像机监测跟踪附着在患者鼻尖上的标记。

对于较大的转移性肿瘤或接近危及器官的靶区，单次分割 SRS 治疗可能是次优选择。2～5 次的 SRS 治疗分割方案可以降低较大治疗体积的放射性毒性不良反应。无框架下多次 SRS 治疗的固定、重复摆位和分割内运动的精确性（不确定性）对计划靶体积（planning target volume，PTV）的边缘扩展提出新的要求。使用较小的 PTV 边缘扩展，可以使正常组织受照完全剂量的体积最小化，从而减少毒性不良反应的发生。在 Leksell 伽玛刀 GammaPlan 剂量计划中，与常规 TMR10 算法相比，考虑到组织的不均质性，开发出新的卷积算法。对治疗计划进行各种参数比较，包括等剂量体积（处方等剂量，30% 和 20% 等剂量线）、肿瘤覆盖率、Paddick 适形性指数、梯度指数、治疗时长和重要结构的受照剂量。实验中，在异质性的区域和较低的等剂量体积下，剂量分布不同，计划参数也有变化。相比 TMR10 算法，在卷积算法中，重要结构的受照最大剂量差别会高达 15%。

对于伽玛刀 SRS 治疗计划，过去使用人工手动正向剂量计划技术，计划质量严重依赖于计划人员的经验及模拟、治疗之间可使用的计划时间。原则上，一个理想的计划是有效生成的，旨在最大限度地扩大靶区覆盖范围和选择性，同时使梯度指数（GI）和照射时长（beam-on time，BOT）最小化。Leksell 新型快速逆向计划（fast inverse planning，FIP）Lightning 软件提供了快速和完全自动化的剂量计划方法，生成满足符合参数要求的计划所需的时间大大缩短（中位数为 5 分钟）。但逆向计划所生成的治疗方案需要大量的靶点，而且许多靶点照射时间较短，这是专家人工计划通常不会采用的策略。逆向自动计划还显示会更多使用靶点套靶点的等中心位置。在优化过程中，等中心位置是均匀分布和固定的，因此等中心点位置被重新使用（再利用）以达到最佳剂量分布。此外，在基于扇形优化之后的排序阶段，可以在同一等中心点上放置多个靶点。与手动正向计划方案相比，逆向计划生成的治疗方案使用了更多的 16 mm 准直器，这可能源于照射时长（BOT）的最小化。未来，立体定向手术联合放射外科治疗颅内肿瘤的逆向计划是在考虑剂量率、射线束照射时长和靶点照射顺序优化的情况下，参考组织学的 α/β 比值，生成显示理想生物效应剂量（biologically effective dose，BED）特征的治疗方案。

第二节 立体定向放射外科放射生物学进展

放射外科的价值取决于放射生物学对靶组织的影响，有很多评估潜在放射生物学效应的方法。这不仅在剂量计划中很重要，而且对结果评估也很重要。

通常情况下，临床医师会考虑剂量对病灶和病变周围区域的作用。关于剂量衰减或"剂量梯度"的重要性研究很少。最近的一项分析表明，等梯度衰减可能与治疗小的脑转移瘤时有较好的肿瘤控制有关。剂量率可能是一个重要的放射生物学因素。这取决于不同的放射外科治疗设备，也取决于伽玛刀治疗中钴-60的活性度。虽然较高的剂量率可能具有较强的放射生物学效应，但有研究认为高剂量率下治疗前庭耳蜗神经鞘瘤会降低治疗后有效听力的保留率，而临床实际效果如何尚不十分清楚。这涉及靶区组织"生物效应剂量（BED）"的概念。这方面的研究工作正在进行中。未来，放射外科设备应改进放射生物学效应，从而产生一个更强有力的内在靶区效应而同时又能减少对周围组织的照射。

1989年，学者们为了解释放射生物学中的细胞存活提出了生物效应剂量（BED）这个术语，其目的是定量地指出任何放疗治疗（多次照射）的生物学效应，同时又要考虑到物理剂量和治疗时长，也就是要考虑到受辐射期间的DNA修复。2012年，Hopewell等对放射外科（单次分割）是单次剂量暴露的普遍看法提出了质疑。他们认为，传递的总的物理剂量反映了来自覆盖靶体积的不同数目的等中心点/辐射源（伽玛刀为192个）的不同数量的个别较小剂量的附加效应和累积效应。

伽玛刀放射外科治疗方案可采用一个等中心点（单个等中心平面计划）或多个等中心点（多个等中心计划）来制订。在放射外科治疗中，等中心点被定义为辐射束的中心射线通过的空间中的一点。在伽玛刀中，经典的单等中心计划不仅用于面部疼痛（三叉神经痛）和震颤（丘脑毁损术），也用于小范围病变（动静脉畸形、肿瘤，特别是脑转移瘤）。在使用伽玛刀单等中心计划治疗三叉神经痛时，由于钴-60源的辐射衰减（＞5.26年）所伴随的放射性衰减，"新源"和"旧源"之间的治疗时长可能相差4倍，旧源5年后的放射活性度更小。事实上，用旧源提供相同的物理剂量需要更多的时长。Tuleasca等近期在大量三叉神经痛患者中对这种单等中心计划计算出BED等参数。传统理论认为，物理剂量是能够出现疗效（面部疼痛消失）和预测毒性（感觉迟钝表现）的显著参数。最近，BED被认为是比物理剂量更好的预测因子。此外，相比于物理剂量在70~97.9 Gy的较小变化，BED的范围则大得多，即在1550~2600 $Gy_{2.47}$。例如，在这样的跨度内，感觉迟钝的发生率将从大约1800 $Gy_{2.47}$ 的BED下的不到5%，上升到BED大约为2600 $Gy_{2.47}$ 下的42%。

在多个等中心计划中，BED的计算并不像Millar和Canney所建议的那样简单。在临床应用中，已经提出了几种方法，包括简化模型等。Pollock最近研究了BED对伽玛刀放射外科治疗动静脉畸形后闭塞的影响。在大多数情况下，对于一致处方的24 Gy照射剂量，BED在106.7~246.8 $Gy_{2.47}$ 变化，他们发现，较高的BED值能更准确地预测闭塞率。放射外科治疗中采用大分割方案的整个治疗过程中，在给予足够的分割间间隔情况下，每次剂量（分割）产生相似的生物学效应。放射生物学和放射治疗的一个基本原则是，剂量分割保留针对所有细胞和组织类型。"保留"意味着与单次剂量相比，对于给定的总剂量，多次分割的生物效应水平较低。随着分割次数的增加，也会增加达到一定水平的生物效应所需的总剂量。然而，剂量分割的保留效应的大小是不同的，并取决于α/β。α/β越大，说明亚致死事件相互作用的贡献较小。与α/β比值较大的细胞类型相比，α/β比值较低的细胞类型对这种类型损伤的贡献较大，分割治疗间修复的潜力较大，分割的保留程度较大。这一原则是分割放射外科治疗的基础。

恶性肿瘤和快速增殖的正常组织（如皮肤、黏膜和骨髓）表现出较高的α/β（范围：8~12），并通过剂量分割获得适度的保留。其他正常组织包括中枢神经系统的α/β值较低（范围：2~4），且在剂量分割中表现出明显的保留。通过比较使用不同次数的分割维持某一 BED 值所需的总剂量，可以证明这种效应。在定量上，与高 α/β 组织的相比，低 α/β 组织的剂量分割的这种效应大小明显不同。通过剂量分割，构成了对高 α/β 组织同时维持治疗效果，而对低 α/β 组织，通过剂量分割，降低毒性的基础。为了充分利用剂量分割的保留效应，在每次分割之间留出足够的时间，从而最大限度地修复正常组织中的亚致死损伤。Ang 和同事发现中枢神经系统亚致死辐射损伤修复动力学的信息，快速和缓慢部分的双指数修复动力学半衰期分别为 0.7 小时和 3.8 小时。这项工作表明，即使是 6~8 小时的间隔，也会导致未修复的亚致死损伤的积累，同时降低脊髓的耐受剂量。这一预测得到了另一项研究的支持，该研究发现每天接受 3 次头颈部肿瘤治疗的患者中脊髓损伤病变的发生率增加。

在对大型脑转移瘤的分阶段 SRS 治疗中，随着分期治疗中靶体积大小形状的缩小，大分割立体定向放射外科治疗（HSRS）的分期治疗实际上要用自适应的理论进行评估。要考虑到广义生物效应剂量（generalized biologically effective dose, gBED）模型的剂量递增作用，以及靶区内的剂量分布不均匀和肿瘤乏氧，并且正确评估正常脑部所受照射辐射剂量的分布。结果表明，自适应 HSRS 可能具有显著优势，与常规 HSRS（在所有阶段提供相同的处方剂量计划）相比，gBED 增加了 3%~40%，这可能转化为更好的局部肿瘤控制。这种效应在 α/β 比值为 3~10 Gy 的晚反应靶体积和含有高百分比的乏氧细胞的肿瘤中尤为突出。与此同时，尽管靶体积内剂量不断增加，但 HSRS 在不同治疗阶段自适应使得邻近正常脑组织的受照射保持相同，与常规的（每个治疗阶段 10 Gy）3 次分割 HSRS 相似，这与安全极限很好地相对应。加上在足够长的治疗间隔时间内固有的神经元组织修复机制，可能提示自适应 HSRS 不会增加放射不良反应的风险。

第三节　颅内肿瘤立体定向放射外科治疗进展

一、脑转移瘤立体定向放射外科治疗进展

SRS 给脑转移瘤的治疗带来了变革。治疗借助高分辨率影像，对肿瘤给予聚焦的高适形性电离辐射，而对邻近的大脑结构毒性反应较低。随机对照和前瞻性试验表明，SRS 治疗对不超过 10 个脑转移瘤的中枢系统转移性疾病具有较大的生存优势和较高的局部控制率。治疗的精准度对位于如脑干、丘脑和基底节等重要功能组织的肿瘤特别有价值。治疗效果以时间和剂量依赖的方式，通过引起 DNA 损伤，导致对肿瘤细胞分裂的抑制，诱导凋亡或坏死，以及促进肿瘤血管的血栓形成。治疗所具有的微侵袭性质使其成为具有吸引力的可替代手术切除的方法。对脑转移瘤患者的现代治疗应包括考虑对较高临床分级的患者进行常规的定期 MRI 扫描监测，以较早发现脑转移瘤并及时进行放射外科治疗，以避免神经症状的进展和需要采取手术切除。

脑转移瘤是癌症患者最常见的并发症之一，癌症患者中有 20%~40% 可发生脑转移。由于脑转移瘤对化疗的反应率低，全脑放疗（WBRT）长期以来一直被认为是治疗脑转移瘤的基石，可缓解 70% 患者的症状和 50% 的颅内反应。然而，WBRT 会导致神经认知功能下降。因此，对于病变数目有限的患者，SRS 治疗已成为 WBRT 的替代方案。目前，放射外科治疗脑转移瘤的常见适应证包括单发或数目少的寡转移瘤、多发的脑转移瘤或手术后瘤床的放射外科治疗。粟粒性多发脑转移瘤和非结节性软脑膜转移的脑转移瘤适合 WBRT。

经过 20 多年的努力，SRS 已被多项指南认为是有限数目脑转移瘤患者的基础治疗。从历史上看，单次分割的放射外科一直是治疗的标准，但最近的技术进步也使大分割 SRS 治疗得到应用。但只有少数研究调查了不同大分割方案的疗效和毒性。迄今为止，仍未有理想的剂量和共识性的大分割方案。此外，每次分割的高剂量问题的线性 - 二次模型是目前讨论的热点。最近的研究表明，放射日程安排也是免疫调节反应的一个关键因素。

曾经，RTOG9005 中描述的放射外科是治疗的标准。然而，从放射生物学的角度来看，分割可以增加生物效应剂量，同时保护健康组织。对于大肿瘤或敏感器官附近的肿瘤，分割治疗比单次分割治疗具有更高的疗效和更低的毒性。大肿瘤的某些区域由于缺氧，可能具有较强的抗辐射能力。在脑转移瘤放射外科治疗系列研究中，对于单次分割放疗方案，V_{12} Gy < 5 ~ 10 cm^3 与 7.1% ~ 22.5% 的放射性坏死发生率相关；对于 3 次分割，V_{18} Gy < 26 ~ 30 cm^3、V_{21} Gy < 21 cm^3 和 V_{23} Gy < 5 ~ 7 cm^3 与 0 ~ 14% 的放射性坏死率相关；而对于 5 次分割，V_{30} Gy < 10 ~ 30 cm^3、$V_{28.8}$ Gy < 3 ~ 7 cm^3 和 V_{25} Gy < 16 cm^3 与 2% ~ 14% 有症状的放射性坏死发生率相关。目前，还没有比较单次分割与大分割 SRS 治疗的前瞻性试验。

近年来，随着无框架 SRS 在准确性、重复性和患者舒适度方面的显著进步，其可及性和治疗的可行性得到了显著提高，提出了通常以 3 ~ 5 次分割进行的大分割 SRS 治疗。剂量的传递方式与所应用的放射外科治疗平台设备密切相关。

目前，有多种系统可以提供 SRS 治疗照射，如基于钴源的系统如伽玛刀、机器人直线加速器如射波刀和具有机架的专用直线加速器等。这些装置的剂量学特性各不相同，理论上可能影响辐照的有效性和耐受性，但几项比较研究发现了相互矛盾的剂量测定结果。Sio 等表明，伽玛刀或射波刀治疗脑转移瘤在靶区覆盖率和最小剂量覆盖方面，治疗方案整体具有可比性，但射波刀有较好的适形性指数和有较大的受照 12 Gy 的正常脑组织受照体积（V_{12}）的趋势。Wowra 等发现，在类似的临床结果中，射波刀的剂量梯度低于伽玛刀。Ma 等报道使用伽玛刀对正常组织的照射少于射波刀。Treuer 等比较了 23 个靶病灶的 SRS 治疗中使用射波刀和直线加速器的治疗方案，报告称射波刀在覆盖范围、适形性和平均最小剂量方面表现更佳；相比 LINAC，特别是当有较多的靶点时，伽玛刀治疗需要更长时间。

最近的一项随机Ⅲ期试验比较了在 168 例 292 处脑转移瘤患者中伽玛刀和直线加速器的 SRS 照射，处方为 20 ~ 24 Gy，伽玛刀等剂量线为 50%，直线加速器对计划靶体积（PTV）的边缘等剂量线为 24 Gy，主要终点是放射性坏死的发生率。结果显示伽玛刀组的Ⅲ级放射性坏死发生率较高（1% *vs.* 0），SRS 组和直线加速器组的 1 年局部控制率分别为 98.8% 和 96.2%（$P=0.96$）。另一项最近的回顾性研究也报道了伽玛刀比直线加速器导致更多的放射性坏死的矛盾结果（$HR=4.42$；$P=0.019$），尽管直线加速器的边缘扩展为 2 ~ 3 mm，而伽玛刀的边缘扩展为 0 mm，且伽玛刀的 V_{12} 要低得多。

Nath 等还注意到，在比较 SRS 系列与有创和无创框架（直线加速器或伽玛刀）时，局部控制率和总体生存率相似，良性肿瘤也是如此。其他作者在他们的剂量学研究中也报道了伽玛刀或射波刀治疗患者的相同疗效。

虽然辐照的效果取决于剂量，但物理因素也可以影响生物反应，如剂量传递的持续时长、两次分割的时间间隔和总体治疗时间。在相同的分割，增加照射持续时间可能会降低疗效，因为它允许在分割期间修复亚致死细胞事件，特别是对低 α/β 值的组织。当钴源衰减处于其生命周期的末期时，伽玛刀尤其如此；相反，在某些直线加速器上应用 FFF 模式可增加剂量率并缩短作用时间。由于大的半影，小野辐照的物理特征之一是射线束和剂量照射的不均匀性，在等中心和周围之间有一个陡峭的剂量梯度，其可能使治疗效果更好，而这可能是被线性 - 二次模型低估的额外效应。

定义受照射体积需要 CT 扫描与注射对比剂增强后的 T1 加权序列和 T2 FLAIR 薄层（至少 2 mm，场强至少为 1.5 T）的定位 MRI 融合。从成像到开始治疗的时间应尽可能短，以免低估肿瘤体积。大体靶体积（gross target volume，GTV）由 MRI 或 CT 增强（如果对比注射）确定。定义的临床靶体积（clinical target volume，CTV）是在 GTV 上加一个 0 或 1 mm 的边缘扩展，因为脑转移性病变对健康组织的显微镜下浸润不超过 1 mm，但小细胞肺癌和黑色素瘤除外。计划靶体积（PTV）取决于所使用的治疗技术，对于有创固定的放射外科（伽玛刀），通常是 GTV=CTV=PTV。PTV 边缘扩展的大小取决于所使用的治疗和固定技术，通常取 0 ~ 3 mm 不等。由于现有技术的广泛应用，目前还没有达成对 PTV 边缘扩展定义的共识。若要增加边缘剂量，可直接增加在参考等剂量线上的处方剂量或增加 PTV 的边缘扩展。事实上，在一项研究中，在接受直线加速器 -SRS 治疗的患者中，通过在 GTV 上增加 2 mm *vs.* 0 mm 的边缘扩展来定义 PTV 增加了并发症的发生率，而没有增加局部控制率。另一项研究显示，在 GTV 上增加 1 mm 的边缘扩展来定义 PTV 增加了局部控制，未增加并发症的发生率。Kirkpatrick 等的随机研究显示，对 GTV 添加 3 mm 边缘扩展，与 1 mm 或 2 mm 的边缘扩展相比，所定义的 PTV 与较高的放射性坏死相关。在使用热塑性面罩的用直线加速器进行 SRS 治疗的患者中，有类似的局部控制率。剂量的不均匀性与潜在的较好疗效有关，这是由于乏氧区域可能对靶内的剂量有过度作用，而这将给所谓的辐射抵抗性肿瘤带来优势。最近，Lucia 等的一项研究报告称，采用非均匀剂量（相同的边缘等剂量和等中心的剂量变量），在患者使用直线加速器治疗 1 年时，效果较好，局部控制率分别为 93% 和 78%（$P = 0.005$）。需要注意的是，从一个治疗计划系统到另一个治疗计划系统，使用不同的剂量计算算法可以对剂量修改超过 15%。

放射外科可治疗难以手术的肿瘤。临床上，脑干转移瘤占颅内转移瘤的 3% ~ 5%，病变很少能通过手术切除。几项回顾性研究评估了放射外科在脑干转移瘤治疗中的作用，证明了其有效性。国际伽玛刀研究基金会最近发表了 547 例患者 596 处脑干转移瘤的治疗结果，是目前最大的放射外科治疗脑干转移瘤患者的研究队列。报告显示，经放射外科治疗 1 年后，患者局部控制率约为 82%，应用较高的边缘剂量改善局部控制；1 年的总体生存率为 33%。总体生存率的预测因素包括年龄、转移瘤的总体数目、肿瘤的组织学和总体的一般表现得分。按照不良反应事件通用术语标准，严重毒性不良反应是指 3 级或 3 级以上，有 7.4% 的患者会发生严重不良反应。不良反应事件往往发生于肿瘤体积较大且边缘剂量较高的患者，以及既往接受过全脑放疗（WBRT）的患者。总的来说，放射外科治疗脑干转移瘤的效果与边缘剂量相关，能达到相当高的局部肿瘤控制率，不良反应发生率总体偏低。全身系统性疾病的严重程度仍然是脑干转移瘤预后的主要决定因素。

放射外科治疗后局部控制的预测因素包括处方边缘剂量、肿瘤体积大小以及可能得到的组织学诊断。常用的处方边缘剂量在 16 ~ 24 Gy。较低的边缘剂量用于较大的肿瘤或位于如脑干等重要结构的肿瘤。放射外科通常能对许多组织学亚型达到相当高的局部控制率，尽管一些研究表明黑色素

瘤的肿瘤控制率可能较低。同时进行的 WBRT 与提高局部控制率相关，但放射外科和 WBRT 的联合应用不会产生生存优势，更确切地说，其与值得注意的认知不良反应有关。肿瘤体积大小是放射外科治疗效应的重要预测因素。最近的一项研究表明，存在局部控制率接近 100% 的肿瘤体积和最大直径的临界阈值。最小肿瘤（最大直径 <6 mm 或体积 <100 mm³）的局部控制率非常高，最大直径 <10 mm 的肿瘤经放射外科治疗后 12 个月和 18 个月，继续保持超过 90% 的高精算局部控制率。大多数常见的组织学亚型是非小细胞肺癌、乳腺癌和黑色素瘤。这项研究结果强调了在肿瘤小且无症状时加以识别的重要性，以期使肿瘤的局部控制率和潜在的总体生存率最大化。若患者第一次接受放射外科治疗时肿瘤 <10 mm 或 250 mm³，能提高总体生存率。此外，肿瘤体积大小和总体积更能预测总体生存率和局部控制率，而不是依靠脑转移瘤的数目。

放射外科治疗后的不良反应可能是早期的或迟发的。一般在放射外科治疗后的数周到数月，血脑屏障破坏引起血管性脑水肿，患者可出现短暂性和无症状的加重。急性症状性放射不良反应通常是短暂的，一般使用短疗程的皮质类固醇激素能得到控制。据报道，有症状的放射不良反应占脑转移瘤患者的 5% ~ 15%。研究也显示贝伐珠单抗有助于控制放射外科治疗后的瘤周脑水肿。迟发性放射不良反应是在放射外科治疗后的数月到数年发生，其由新区域出现的瘤周信号改变所组成，包括 MRI 的强化，难以区分肿瘤复发。这种迟发效应通常与放射性血管病变有关。密切随访影像和使用新的 MRI 模式（包括灌注和弥散 MRI），可以帮助区分肿瘤复发与一定程度辐射的炎性作用。

脑转移瘤的治疗正在发展中，多利用联合策略以尽量延长生存期，包括手术切除、放射治疗、靶向药物和免疫治疗。通常避免进行系统治疗联合 WBRT，因为这会增加神经毒性和骨髓抑制，从而推迟系统治疗 1 个月以上。放射外科的一个关键优势在于通常不需要中断系统治疗。将放射外科与靶向药物和免疫治疗联合，可能存在叠加或协同效应。放射外科可以改善到达中枢神经系统的药物透过血脑屏障，以及降低对免疫系统的刺激。同时进行放射外科治疗和免疫治疗，能利用免疫治疗潜在的远位效应优势，提高放射外科治疗的有效性。

最近的几项研究表明，SRS联合免疫治疗能改善黑色素瘤脑转移的预后结果。但联合治疗会加重炎症反应，加重瘤周脑水肿，并有可能出现神经系统症状加重。因此，对同时进行放射外科治疗和免疫治疗的有效性和安全性，包括检查点抑制剂的阻断作用，仍然需要做进一步的研究。

自2010年一种名为激光间质热疗（laser interstitial thermotherapy，LITT）的新技术首次应用于脑转移瘤以来，最近有报道显示其具有临床应用价值。简单地说，LITT是一种局部微创方法，通过将一个立体定向放置的激光探针放在肿瘤上并传递高热能来试图杀死癌细胞。其在脑转移瘤中应用广泛，恢复时间短，流程相对简单。对于肿瘤位置较深、预期并发症发生率较高、头皮薄、表现状态较差的患者是首选，这同时意味着对不能接受手术的患者，其可作为辅助治疗放射抵抗性肿瘤。此外，一些研究正在尝试新辅助SRS治疗，而不是WBRT或辅助SRS，辅助SRS在手术切除后进行，报道的脑转移瘤的软脑膜播散（leptomeningeal spread，LMS）发生率为7.5%~14%。从概念上讲，手术前使用新辅助伽玛刀治疗来减少存活的肿瘤细胞，这样即使是在手术中看不见的微肿瘤细胞溢出到周围的蛛网膜间隙，也不会导致发生种植。Asher等报道，47例患者采用新辅助伽玛刀治疗再手术的患者，局部控制率为86%，远处控制率为38%，LMS发生率为0。因此，在放射抵抗性肿瘤如黑色素瘤和肾细胞癌中，它可能是辅助伽玛刀或辅助WBRT的替代方法。

二、神经系统肿瘤立体定向放射外科治疗进展

2021年，WHO中枢神经系统肿瘤分类（第5版）进行了更新，率先将分子数据集成到脑肿瘤诊断中，更加强调分子诊断，以此补充现有的组织学和免疫组化方法，代表了中枢神经系统肿瘤的分类进入到分子时代。肿瘤按类别、家族和类型分类，以最终帮助按具体的治疗分层指导制订治疗策略和判断确定治疗预后。SRS的适应证选择、剂量和分割方案的选择与参数确定，以及对联合内科、靶向免疫治疗的时机和顺序，都离不开手术切除病理和立体定向活检病理、临床实验室检查，以及多种常规、高级和分子影像学检查的指引。

临床结果资料显示，放射外科治疗小体积残留或复发性毛细胞性星形细胞瘤，肿瘤治疗反应率良好。大多数肿瘤都在关键位置（否则就会被完全切除）。对于复发性室管膜瘤或间变性室管膜瘤，放射外科治疗同样有效。放射外科治疗也被用于外放射治疗后的转移性室管膜瘤病变，并选择性地作为原发部位的推量技术。放射外科治疗主要用于复发或转移性髓母细胞瘤病变。放射外科治疗后的失效主要是在SRS治疗野外。野内控制率通常很高。

在过去的30年里，多形性胶质母细胞瘤的放射外科治疗发生了变化。在使用药物治疗之前，放射外科治疗是标准外照射放疗常见的推量治疗方法。放射外科治疗通常用于几乎所有其他措施都无效后的体积较小的局部复发的胶质母细胞瘤，其在一些患者中可以实现局部控制的获益。当与没有接受这种治疗的同类患者进行匹配后，放射外科治疗与体积较小的复发性肿瘤患者的局部控制和生存获益相关，但其不支持将放射外科治疗作为放疗前的先期治疗。目前研究是把放射外科治疗的作用与采用检查点抑制疗法结合起来考虑，并将肿瘤侵袭白质的区域（在MRI上的FLAIR改变）作为靶区进行治疗。

放射外科在颅咽管瘤中的作用仅限于肿瘤的实体部分。较大和（或）囊性肿瘤采用常规放疗和（或）腔内近距离放疗。放射外科治疗使用受限在于解剖区域靠近视神经通路。在单次疗程，视觉通路结构的受照剂量必须约束在8~10Gy，3次分割约束低于20Gy，5次分割约束低于26Gy。

松果体实质性肿瘤来自松果体细胞，松果体细胞是松果体专门分泌褪黑素的细胞。WHO将这些肿瘤分为3个亚型，包括松果体细胞瘤（1级）、中度分化的松果体实质性肿瘤（2~3级）、松果体母细胞瘤（4级）。松果体细胞瘤在中青年人中更为常见，是有可能治愈的良性病变，可通过完整手术切除。然而，对于在关键部位的其他良性肿瘤，手术与并发症发生率的显著风险相关。越来越多的文献支持使用SRS治疗作为替代切除手术的微创治疗方法。国际伽玛刀研究基金会报道了26例患者，其中包括24例应用SRS治疗作为初始治疗的患者和2例复发患者。20年的精算局部控制率为81%，20年的生存率为76%。在2007年修订的WHO中枢神经系统肿瘤分类中，中度分化的松果体实质性肿瘤被正式纳入分类。它们有与复发风

险增加相关的组织学特征，而且通常采用手术切除来处理。添加分割放疗或 SRS 治疗仍然是存在争议的问题。在国际伽玛刀研究基金会的系列研究中，4 例患者接受先期 SRS 治疗，有 3 例复发。SRS 治疗后 5 年，精算局部控制率和生存率分别为 50% 和 56%。

松果体母细胞瘤是高度恶性的肿瘤，通常发生于儿童和青年人。建议治疗方法包括最大程度的手术切除，然后分割放疗和化疗。报道显示 SRS 治疗主要针对复发的情况，或主要用于治疗后的局部推量治疗。国际伽玛刀研究基金会的研究中共纳入 13 例患者，其中 8 例接受 SRS 治疗作为推量治疗，5 例为复发患者，其 5 年精算局部控制率和生存率很低，分别为 27% 和 48%。

松果体区的生殖细胞瘤对放疗和化疗极其敏感。推荐的治疗包括对原发肿瘤的局部分割放疗，在疾病播散时可补充脑室或全脑全脊髓照射。辅助化疗也被用来进一步减少放射剂量以避免长期毒性。最近的一项由 Iorio-Morin 等开展的国际伽玛刀研究基金会的研究中包括 4 例生殖细胞瘤患者，SRS 治疗作为初始分割放疗后的辅助推量治疗和 1 例复发患者的治疗，20 年的精算局部控制率为 80%，仅有 1 例复发后死亡。

非生殖细胞瘤性生殖细胞肿瘤通常是侵袭性病变，通常先期采用多模式的治疗进行处理。因为此疾病比较罕见，因此其 SRS 治疗的相关报道更加有限。国际伽玛刀研究基金会的研究报道了 2 例畸胎瘤患者和 1 例胚胎癌患者。1 例畸胎瘤患者接受 SRS 作为放化疗后的辅助治疗，在 SRS 治疗 58 个月后仍然存活，呈无病状态。另 1 例畸胎瘤患者复发时接受 SRS 治疗，并在 62 个月后出现新的疾病进展。胚胎癌患者在先前放化疗失败后，以 SRS 治疗作为抢救性治疗，治疗后 4 个月死亡。

松果体区乳头状瘤被认为起源于特定的连合下器官（室管膜细胞）。它们可以分为 2 级或 3 级肿瘤，但大体全切除后，两个分级均有较高的局部复发倾向。如何进行最佳管理仍然是一个有争议的问题。鉴于局部复发的高风险，许多学者正在研究 SRS 治疗的作用。国际伽玛刀研究基金会的研究包括 6 例松果体区乳头状瘤患者，其中 5 例患者接受 SRS 治疗作为组织学诊断后初始诊断的一部分，另一例是针对大体全切除术后复发的治疗。5 例患者经历局部复发，导致 5 年的精算局部控制率

只有 33%。所有患者都接受再次 SRS 治疗复发性肿瘤，4 例患者局部控制期延长，5 年的精算生存率为 100%。考虑到松果体区肿瘤的罕见程度，可用于指导管理的证据很少。在现有研究的范围内，SRS 治疗是一种安全的治疗方式，其有效性和其作用取决于组织学。SRS 可以是松果体细胞瘤和松果体乳头状瘤的一个合理的替代治疗。对于生殖细胞瘤和松果体母细胞瘤，SRS 治疗可以用于治疗复发或作为一种推量治疗，允许减少分割放疗的剂量，作为多模态主要治疗的一部分。作为一种替代显微外科手术切除的方法，当讨论这些病例时应考虑到 SRS 治疗。

放射外科治疗已经使颅内脑膜瘤的治疗发生了革命性变化。在其应用之前，脑膜瘤的治疗包括观察或切除手术，有时需要对复发性肿瘤进行多次手术。对于位于颅底或沿静脉窦等关键部位的肿瘤，如果病变是症状性和体积较小，放射外科治疗则被假定有主要的作用。长期数据显示肿瘤控制率极好（90% 以上），且新发神经系统功能障碍的风险较低。实际上，对于诊断后尽快治疗的患者，神经系统功能障碍往往可以得到改善。已发表的长期经验结果证实，大多数情况下，肿瘤边缘剂量在 12～16 Gy 时的持久性和有效性较好。大多数 I 级肿瘤患者接受 12～14 Gy 治疗；II 级或 III 级肿瘤应使用更高剂量。实际上，恶性脑膜瘤应考虑额外的分割放疗。对选定的肿瘤体积较大的，而额外手术切除被认为不可行的患者，使用多次大分割放射外科治疗最优化的剂量模式仍有待确定，有使用 4 Gy×5 次分割或 5 Gy×5 次分割，视脑膜瘤体积和视神经周围的位置而定。

SRS 治疗中小型前庭神经鞘瘤（vestibular schwannoma，VS）非常有效，是一种公认的治疗方法，目前多采用较低的处方剂量，即 12～13 Gy，5 年和 10 年的肿瘤控制率分别为 90% 以上和 85% 以上。放射外科治疗的目标是使肿瘤生长长期失活以及保留颅神经功能。虽然 99% 以上的患者面神经功能得到保留，但听力保留却不太成功。目前的证据表明，囊性表现不被认为是肿瘤控制失败的风险因素，甚至可以预测 SRS 治疗有更好的反应。Bowden 等研究表明囊性和非囊性 VS 的肿瘤控制率无显著差异，大的囊性 VS 甚至比非囊性 VS 有更明显的肿瘤体积缩小。听力保留仍然是一个具有挑战性的目标，虽然短期保留率似乎相当好，但

后续随访结果显示听力恶化可能会持续存在。根据 Carlson 等进行的长期听力分析，患者 1 年的听力保留率为 80%，5 年的听力保留率为 48%，10 年的听力保留率为 23%。目前，一部分学者认为分割放射外科并不能有统计学意义地保留 VS 患者的有效听力。具有有效听力的 VS 患者接受 SRS 治疗后，其听力保存与特定的基线 GR 评分（1 或 2 分）、年龄、耳蜗剂量和生物效应剂量有关。无瘤内听道间隙的增加与较好的预后相关。持久的听力保存通常与远离耳蜗的较小肿瘤有关。从目前文献来看，暂时性面神经功能障碍和永久性面神经功能障碍的发生率分别为 0~3% 和 0~2%。由于解剖位置接近，三叉神经常被肿瘤所累及。报道称三叉神经病变的风险为 3%~21%，特别是三叉神经的辐射暴露似乎与三叉神经功能障碍的发生有关。Hayhurst 等提出三叉神经的最大剂量阈值为 9 Gy，提示较大的肿瘤体积可能与这些颅神经并发症有关。

三、动静脉畸形立体定向放射外科治疗进展

对于动静脉畸形（AVM），当符合治疗指征时，放射外科治疗是侵袭性最小的治疗选择。SRS 治疗能使血管闭塞，降低颅内出血的风险，但完全闭塞的过程可能需要长达 3 年。在疗效等待期间，SRS 不能预防出血，但随着畸形血管巢的逐渐缩小，出血的年度风险也逐年降低。患者年龄在决策治疗中相当重要，因为年轻患者累积的终生出血风险更高；而老年患者预期寿命较短，则更可能会接受保守性治疗。一个可以近似计算终生颅内出血风险的公式如下：风险 =105− 以年计算的患者年龄。

大型 AVM（体积 > 10 cm³）对放射外科治疗提出了挑战。由于闭塞率较低（体积为 10~15 cm³，闭塞率为 77%；体积 > 15 cm³，闭塞率为 25%），单次放射外科治疗不足以使病灶闭塞。对于较大的病灶，必须降低放射外科治疗剂量以减少并发症的发生。但剂量降低也会让 AVM 的闭塞率打折扣。因此，提高治疗风险 - 收益的策略中包括体积分期或剂量分期放射外科治疗。研究结果显示，基于体积分期的放射外科治疗效果与基于剂量分期的放射外科治疗效果相比，体积分期的更好且闭塞率更高；而剂量分期的闭塞率低，但在放射外科治

疗后出血和死亡率方面，剂量分期相比更为有利。

在放射外科手术前对 AVM 进行栓塞治疗很常见，目的是缩小大型 AVM 的体积，消除畸形血管巢内的动脉瘤和动静脉瘘的部分，从而减少放射外科治疗后疗效等待期内出血的风险。一些研究表明，以全填塞方式进行新的栓塞辅助治疗，能显著降低并发症发生率。然而，根据 Beijnum 等研究，栓塞治疗过程本身可能会导致约 6.6%（0~28%）的患者增加持久性神经功能障碍或死亡的风险。Souza 等也研究了大型 AVM 放射外科治疗前栓塞的作用，发现新辅助栓塞治疗没有降低闭塞率，甚至可能导致并发症的发生率上升。Russell 等在最近发表的荟萃分析中分析了 12 项研究的结果，比较了单独接受放射外科治疗和放射外科联合栓塞治疗 AVM 的结果。结果显示，放射外科联合栓塞治疗组的闭塞率（48%）较单纯放射外科治疗组（63%）低，但作者认为治疗前栓塞的 AVM 特点上存在差异，主要是畸形血管巢体积上的矛盾差异，可能是造成闭塞率低的原因（联合治疗组平均 AVM 体积为 2.5~32.4 cm³，单纯放射外科治疗组平均 AVM 体积为 2.5~27.4 cm³）。治疗后闭塞率降低的可能因素包括栓塞材料造成定位影像出现伪影、栓塞后畸形血管巢形态更为复杂、放射外科治疗中靶区设定难度增大。栓塞后的闭塞血管再通可能会导致靶区病灶体积再次扩大，这也会限制放射外科治疗的疗效。因此，对于在放射外科治疗之前进行栓塞治疗仍然是有争议的，需要开展进一步的研究来评估放射外科治疗前栓塞的作用。

在 AVM 治疗中，急性放射不良反应指放射影像学中表现为 T2 加权或流体衰减反转恢复序列中畸形血管巢周围的高信号，可能在放射外科治疗后的前 2 年出现，这是内皮细胞损伤造成血脑屏障破坏和脱髓鞘改变形成的。MRI 显示，近 30% 的 AVM 患者经放射外科治疗后发生放射不良反应，其中 10% 的患者出现症状，约 3% 的患者因放射不良反应造成持久性神经功能障碍加重。AVM 的位置、畸形血管巢的大小、边缘剂量以及脑组织受照 12 Gy 的体积，可以预测放射不良反应的症状。当 MRI 可见放射性改变时，病灶位于脑内深部（丘脑、基底节、脑干）时，有症状的放射性损伤更为常见。Yen 等评估了 1309 名 AVM 患者放射不良反应的结果，平均随访时间为 43 个月，结果显示影像学上的放射性改变、短暂性和持久性放

射不良反应症状的发生率分别为 34%、9% 和 2%。中位数放射不良反应发生时间在放射外科治疗 13 个月后，从而推断大多数影像上的放射性改变是暂时的，其中 83% 的患者在中位数时间 22 个月内自发缓解。症状性局部神经功能障碍的出现与 AVM 的位置有关，可使用皮质类固醇激素或抗癫痫药物进行治疗，很少需要住院治疗。迟发的放射不良反应通常出现在放射外科治疗后 5 年或以上，诸如持续性脑水肿、放射性坏死、慢性囊性扩张性血肿形成等并发症。迟发的并发症发生率为 2%～6%，主要取决于后续随访的时间长短。长期随访研究结果显示，迟发的囊变形成与较大的 AVM 体积、高剂量受照、病灶完全闭塞和病灶在脑叶中的位置相关。有症状囊变的治疗手段包括引流、分流和开颅切除。

四、功能性疾病立体定向放射外科治疗进展

难治性三叉神经痛是 SRS 治疗的一种常见适应证。使用高分辨率成像是为了便于精确小体积照射脑桥前部的三叉神经。有时曾接受过微血管减压术的患者识别神经可能更有挑战性。三叉神经受照的最大剂量通常是 80 Gy 或 85 Gy，保留脑干表面受照低剂量。对许多患者来说，镇痛可在数天或数周内迅速发生。对于因良性根部肿瘤压迫所引起的三叉神经痛患者，目前通常使用联合剂量计划，对近端三叉神经提供 80 Gy 的高剂量照射，随着剂量下降，形成 12～13 Gy 的边缘剂量包裹肿瘤。很多研究比较了放射外科治疗和其他外科治疗之间的结果，恰当选择的微血管减压术有良好的临床获益，使得许多患者得到长期缓解。通常年轻或医学上健康、影像学上可识别有清晰的受血管压迫的患者，微血管减压术可作为主要的手术选择。但 Lunsford 和他的同事（Mousavi 等）报道的研究数据显示，在发病的第一年内接受放射外科治疗的患者的预后有所改善。关于复发三叉神经痛的处理，已有报道显示，第二次放射外科治疗的效果会促进第一次治疗的效果，通常是针对在最初有良好反应后出现疼痛复发的患者。研究数据显示，其对于很多患者都有疼痛缓解的作用，但只有少数患者能达到无疼痛发作，并停止使用药物治疗。第三次放射外科治疗的价值也有报道。

鉴于放射外科治疗在三叉神经功能和生理方面的作用价值，它也被用来对三叉神经痛以外的其他颅面疼痛疾病调节三叉神经传入的输入，主要应用于慢性丛集性头痛的治疗。放射外科治疗的选择包括三叉神经放射外科治疗（与治疗三叉神经痛相似）或三叉神经与蝶腭神经节的联合放射外科治疗。有报道已成功使用伽玛刀以三叉神经和蝶腭神经节为靶区联合治疗 SUNCT（短暂 - 持续的单侧神经性头痛伴结膜注射感及撕裂感）。脑部毁损对适当选择的震颤或强迫症患者非常有效，并在一些患有其他疾病（如肌张力障碍、丘脑性疼痛）的患者中进行了评估。放射外科丘脑毁损术（以腹正中核为靶点）用于治疗原发性震颤、帕金森病震颤和多发性硬化相关性震颤的效果令人满意。SRS 治疗药物难治性、严重的强迫症患者效果非常好。双侧内囊前肢毁损术的靶点在伏核下方，共同的最大放射外科治疗剂量为 140～150 Gy，使用 1～2 个等中心点计划。

SRS 是复杂神经外科疾病辅助治疗的有效手段，但仍有待于开展进一步的循证性临床研究。

（张　南）

参考文献

[1] Kondziolka D. Current and novel practice of stereotactic radiosurgery. J Neurosurg, 2019, 130(6): 1789-1798.

[2] Abel S, Lee S, Ludmir EB, et al. Principles and applications of stereotactic radiosurgery and stereotactic body radiation therapy. Hematol Oncol Clin North Am, 2019, 33(6): 977-987.

[3] Trifiletti DM, Ruiz-Garcia H, Quinones-Hinojosa A, et al. The evolution of stereotactic radiosurgery in neurosurgical practice. J Neurooncol, 2021, 151(3): 451-459.

[4] Rahman R, Sulman E, Haas-Kogan D, et al. Update on radiation therapy for central nervous system tumors. Hematol Oncol Clin North Am, 2022, 36(1): 77-93.

[5] Wolf A, Kondziolka D. Brain metastases: radiosurgery. Handb Clin Neurol, 2018, 149: 129-135.

[6] Patel G, Mandal A, Choudhary S, et al. Plan evaluation indices: a journey of evolution. Rep Pract Oncol Radiother, 2020, 25(3): 336-344.

[7] Wieczorek DJ, Kotecha R, Hall MD et al. Systematic evaluation and plan quality assessment of the Leksell® gamma knife® lightning dose optimizer. Med Dosim, 2022, 47(1): 70-78.

[8] Tucker DW, Gogia AS, Donoho DA, et al. Long-term tumor control rates following Gamma knife radiosurgery for acoustic neuroma. World Neurosurg, 2019, 122: 366-371.

[9] Castellano A, Bailo M, Cicone F, et al. Advanced imaging techniques for radiotherapy planning of gliomas. Cancers (Basel), 2021, 13(5): 1063.

[10] Li J, He J, Cai LB, et al. Bevacizumab as a treatment for

radiation necrosis following stereotactic radiosurgery for brain metastases: clinical and radiation dosimetric impacts. Ann Palliat Med, 2021, 10(2): 2018-2026.

[11] Park H, Jeong SS, Chung HT, et al. Treatment planning factors associated with long term outcomes of Gamma knife surgery in patients with trigeminal neuralgia. World Neurosurg, 2021, 151: e899-e910.

[12] Mangoni M, Borghesi S, Aristei C, et al. Radiobiology of stereotactic radiotherapy. Rep Pract Oncol Radiother, 2022, 27(1): 57-62.

[13] Santacroce A, Kamp MA, Budach W, et al. Radiobiology of radiosurgery for the central nervous system. Biomed Res Int, 2013, 2013: 362761.

[14] Qiu B, Aili A, Xue L, et al. Advances in radiobiology of stereotactic ablative radiotherapy. Front Oncol, 2020, 10: 1165.

[15] Anker CJ, Shrieve DC. Basic principles of radiobiology applied to radiosurgery and radiotherapy of benign skull base tumors. Otolaryngol Clin North Am, 2009, 42(4): 601-621.

[16] Yoo J, Park HH, Kang SG, et al. Recent update on neurosurgical management of brain metastasis. Brain Tumor Res Treat, 2022, 10(3): 164-171.

[17] Ganz JC. Cerebral metastases. Prog Brain Res, 2022, 268(1): 229-258.

[18] Mckay MJ. Brain metastases: increasingly precision medicine-a narrative review. Ann Transl Med, 2021, 9(21): 1629.

[19] Sarmey N, Kaisman-Elbaz T, Mohammadi AM. Management strategies for large brain metastases. Front Oncol, 2022, 12: 827304.

[20] Lee D, Riestenberg RA, Haskell-Mendoza A, et al. Brain metastasis recurrence versus radiation necrosis: evaluation and treatment. Neurosurg Clin N Am, 2020, 31(4): 575-587.

[21] Masucci GL. Hypofractionated radiation therapy for large brain metastases. Front Oncol, 2018, 8: 379.

[22] Takase H, Tanoshima R, Singla N, et al. Pineal parenchymal tumor of intermediate differentiation: a systematic review and contemporary management of 389 cases reported during the last two decades. Neurosurg Rev, 2022, 45(2): 1135-1155.

[23] Giuseppe L, Pietro LP, RENZO M, et al. Diagnosis and treatment of pineal region tumors in adults: a EURACAN overview. Cancers (Basel), 2022, 14(15): 3646.

[24] Rogers S, Baumert B, Blanck O, et al. Stereotactic radiosurgery and radiotherapy for resected brain metastases: current pattern of care in the Radiosurgery and Stereotactic Radiotherapy Working Group of the German Association for Radiation Oncology (DEGRO). Strahlenther Onkol, 2022, 198(10): 919-925.

[25] Rupen D, Keith MR. Therapeutic role of Gamma knife stereotactic radiosurgery in neuro-oncology. Mo Med, 2020, 117(1): 33-38.

[26] Elizabeth JB, Tony JCW, MichaeL BS, et al. Stereotactic radiosurgery for management of vestibular schwannoma: a short review. Neurosurg Rev, 2021, 44(2): 901-904.

[27] James F, Judy H.Updates in arteriovenous malformation management: the post ARUBA era. Stroke Vasc Neurol, 2019, 21, 5(1): 34-39.

[28] Xu RS, Xie ME, Christopher MJ. Trigeminal neuralgia: current approaches and mmerging interventions. J Pain Res, 2021, 14: 3437-3463.

[29] Roberto Martínez-Álvarez. Radiosurgery for behavioral disorders. Prog Neurol Surg, 2019, 34: 289-297.

[30] Berndt A, Van Prooijen M, Guillot M. COMP report: CPQR technical quality control guidelines for Gamma Knife radiosurgery. J Appl Clin Med Phys, 2018, 19(5): 365-367.

[31] Denise B, Laila K, Anca-LG, et al. DEGRO practical guideline for central nervous system radiation necrosis part 1: classification and a multistep approach for diagnosis. Strahlenther Onkol, 2022 , 198(10): 873-883.

[32] Denise B, Laila K, Anca-lG, et al. DEGRO practical guideline for central nervous system radiation necrosis part 2: treatment. Strahlenther Onkol, 2022 , 198(11): 971-980.